内臓脂肪の名医が教える

血糖値を下げ、脂肪肝を防ぐ!

「やせる食べ物」大全

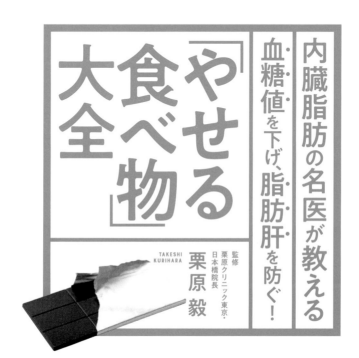

監修
栗原クリニック東京・日本橋院長
栗原 毅
TAKESHI KURIHARA

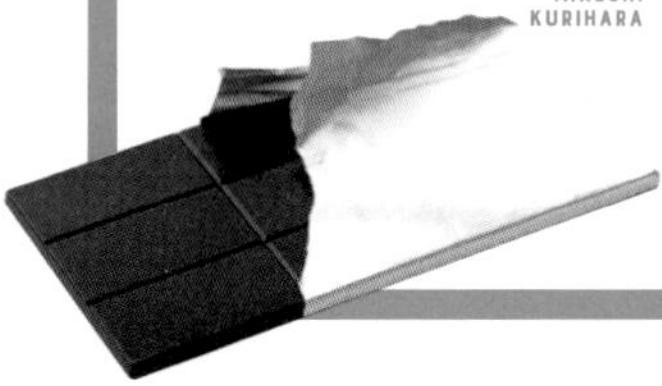

主婦の友社

はじめに

食事制限や運動をいくら頑張ってもやせない。やせたと思ってもすぐにリバウンドしてしまう。一体どうしてでしょうか？　理由は簡単、「なぜ太るか」をきちんと理解していないからです。

太る原因に脂肪の増大があるのは多くの人がご存じと思いますが、実は脂肪にも種類があり、皮下脂肪のほかに内臓脂肪や異所性脂肪といった見た目では分かりにくい脂肪もあります。怖いのは、見えない脂肪がいつのまにか肝臓にたまり、やがて「脂肪肝」を生じてしまうことです。

脂肪肝になると、肝臓の代謝機能が低下して、体内で糖代謝や血糖値を安定させていく働きが悪くなります。つまりは脂肪がたまりやすい、「やせにくい体質」になっていくわけです。

逆にいえば、脂肪肝を防ぐための生活習慣を心がけていけば、「やせやすい体質」に変えていけるということでもあります。そのために重要なのが、食生活を中心にした日々の生活改善なのです。

本書では、脂肪肝や血糖値上昇のリスクを下げ、やせる体質をつくるためにおすすめの「食べ物」を、図鑑スタイルで詳しく紹介します。特別な食材はありません。スーパーで気軽に買えるものばかりです。ただ、食べ方にひと工夫があります。タイミングや調理法、あるいは量を今までと変える。それだけで、栄養素のダイエット効果を最大限に利用できるようになるのです。ちょっとした工夫が、あなたの体をきっと変えていきます。

やせることは決して難しいことでも、つらいことでもありません。食材に気をつけ、調理法や食べ方を楽しくアレンジしていくだけ。実はたったそれだけなのです。ぜひ今日から試してみてください。

栗原クリニック東京・日本橋院長
栗原 毅

CONTENTS

第2章

やせる体になるために必要な栄養知識 …… 25

第3章

食べるだけで脂肪肝を防げる「やせる食べ物」図鑑 …… 41

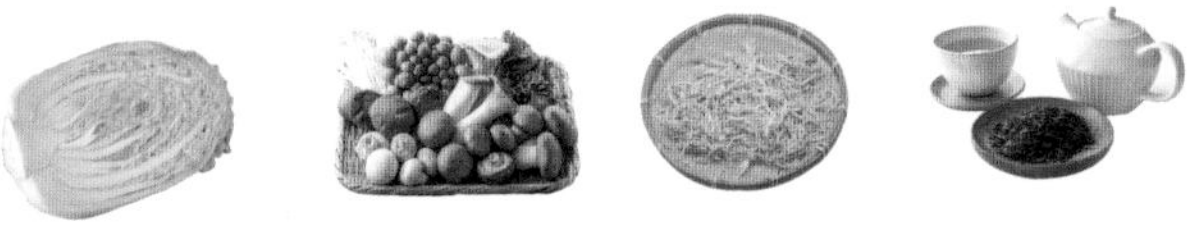

CONTENTS

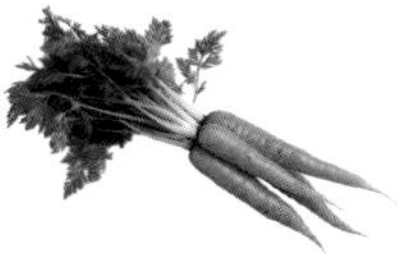 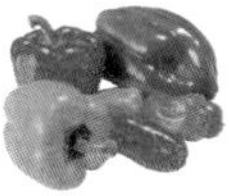 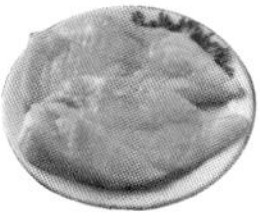 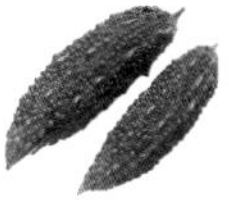

CONTENTS

第4章

■第3章の表・グラフは、出典が明記してあるもの以外は、
日本食品標準成分表（八訂）増補2023年（文部科学省）をもとに作成しました。

第1章

肥満体質を改善するための新知識

頑張ってもやせない原因は「脂肪肝」だった!!

運動を頑張っても、摂取カロリーを制限しても、なかなかやせられない。そればかりか年々太ってしまう。そんな悩みを抱えている人、**あなたがやせられない原因は、「脂肪肝」かもしれません。**

脂肪肝とは、肝臓に脂肪がたまり、フォアグラのように肥大した状態のこと。糖質過多の食事やアルコールの過剰摂取が原因の、肝臓の現代病です。

今や**日本人の約3人に1人、推定で約4000万人が脂肪肝**だといわれています。しかし、脂肪肝は**自覚症状が現れにくく、**実際に危機感を抱いている人は少ないのです。

健康な人の肝臓に含まれる中性脂肪は3〜5%ですが、不摂生な生活が続くとみるみる増加。20%を超えると脂肪肝と呼ばれる状態に突入します。

脂肪肝になると、「肝細胞」が炎症を起こして肝機能が弱まります。すると、**肝細胞内の中性脂肪が血液中にあふれ出し、**体のあちこちに移動します。この状態が続くと、おなかや脚、腕などの部位に脂肪として蓄積され、肥満へとつながってしまうのです。

それがひどくなると、**血液がドロドロ**になって**動脈硬化**が進み、**心臓病**や**脳梗塞**を引き起こすなど病気のリスクも高まります。

やせやすい体質に変わるためには、まず肝臓にたまった脂肪を減らして健康な肝臓を手に入れることが重要なのです。

「脂肪肝」とは肝臓に中性脂肪がたまった状態

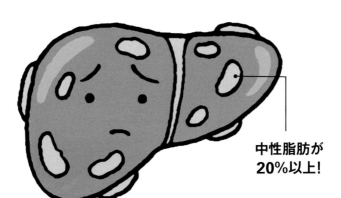

脂肪肝になるとどうなる?

- □ 肝細胞が炎症を起こす
- □ 肝臓内の中性脂肪が血液中にあふれ出す
- □ あふれ出した中性脂肪が体のあちこちに移動
- □ おなかや脚、腕などに脂肪として蓄積される

↓

肥満に直結!!

Check!

◀ あなたは脂肪肝? p.13でチェック!

あなたは大丈夫!? 脂肪肝チェックリスト

脂肪肝はお酒の好きな人がなる病気と思われがちですが、お酒を全く飲まなくてもなります。脂肪肝の原因は大きく分けると「アルコールの飲みすぎ」と「糖質のとりすぎ」の2つで、日本人に多いのは糖質のとりすぎによるものです。

脂肪肝のリスクは、日ごろの生活習慣からも予測することができます。

「それほど食べていないのにやせない」「ダイエットに取り組んでも体重が減らない」と感じている人は、まずは脂肪肝の疑いがあるかを左ページのチェックリストで確認してみましょう。3個以上当てはまると脂肪肝の可能性あり。5個以上だと脂肪肝が進んでいる恐れがあるので注意が必要です。脂肪肝は、年齢や性別などに関係なく、意外となりやすいものといえます。

そして**怖いのは、脂肪肝は、かなり進んでもはっきりと自覚できる症状がないこと。**肝臓には痛みなどを感じる神経がないため、ダメージを受けても症状が現れにくいのです。そのため、多くの人が脂肪肝に気づかないまま、原因と無関係な方法でダイエットを行い、失敗を繰り返しています。

やせるためには、脂肪肝というそもそもの原因を絶つことが重要です。

脂肪肝は、生活習慣を見直すことで改善が可能ですから、食事と運動の両方で、無理なくやせることを目指しましょう。

下記の項目に当てはまるものはいくつありますか？

- □ 食事のときに食べるのが早い
- □ 朝食を食べない日が多い
- □ 麺類や丼など一品ものの食事が多い
- □ つい間食をしがち
- □ 夕食のあとに夜食も食べてしまう
- □ 果物が好きでよく食べる
- □ もったいないと感じて食べ残しをしない
- □ アルコールはあまり飲まない
- □ 階段を上ることや歩くことを避けがち
- □ 最近の数年間で体重が５kg以上増えた

要チェック！

０～２個＝脂肪肝の心配はまずありません。今の生活習慣をキープしましょう。

３～４個＝脂肪肝の可能性があります。

５～６個＝脂肪肝の症状がやや進んでいる可能性があります。

７個以上＝脂肪肝の症状がかなり進んでいる可能性があります。

３個以上当てはまる人は本書を参考に食事の習慣などを見直しましょう。

特に７個以上の人は改善が急務です。今日からぜひ取り組んでください。

肝臓に脂肪がたまると、体も太る

そもそも肝臓ってどんな臓器？

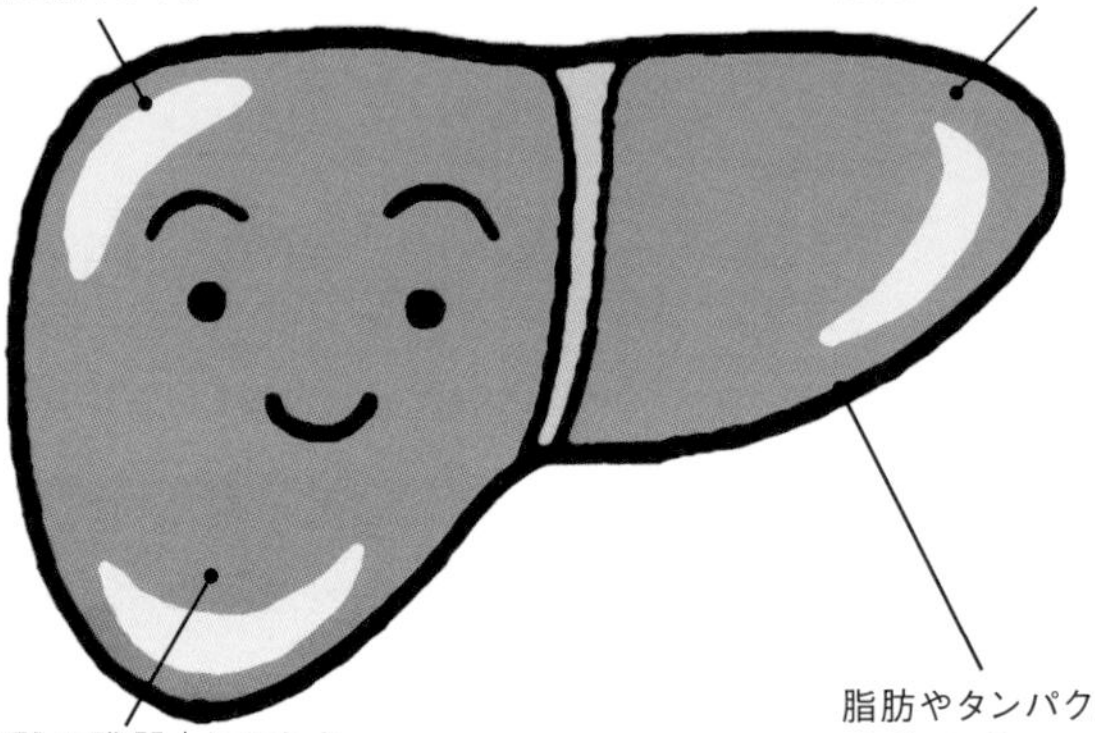
アルコールなどの物質を無毒化して排出を助けます。
食べ物に含まれる栄養素を分解・合成し、貯蔵します。
「沈黙の臓器」といわれ、病気になっても自覚症状が出にくい特徴があります。
脂肪やタンパク質の消化を助ける「胆汁」をつくります。

肝臓は人の体で最も大きい臓器で、体重の約50分の1を占めています。

肝臓の主な働きは、食事から摂取した糖質や脂質といった栄養素の代謝、体内に入った有害物質の解毒、食べ物の消化に必要な胆汁の分泌の3つ。

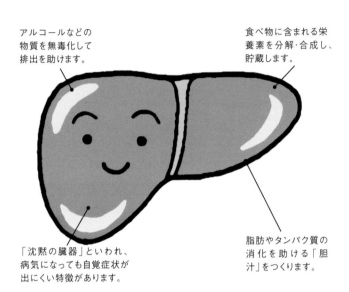

食事でとった脂質は分解されて脂肪酸に、糖質は分解されてブドウ糖となり、肝臓へ運ばれてきます。摂取エネルギーと消費エネルギーのバランスがとれていればよいのですが、**糖質や脂質をとりすぎていて運動不足の場合には、使いきれなかった脂肪酸やブドウ糖が中性脂肪として肝臓に蓄えられていきます。**

そして、肝臓に脂肪がたまってしまった状態の

肝臓（肝細胞）に中性脂肪がたまるしくみ

1 健康な肝臓の状態

糖質、タンパク質、脂質などの栄養素が肝臓へと運ばれてくると、体の組織が使いやすい形に変えて、血液中に放出します。

← 2 中性脂肪が増えていく

運ばれてくる栄養素が必要量よりも多いと、肝臓は中性脂肪に変えて細胞の中に蓄えます。蓄えた中性脂肪は必要なときに栄養素に変えて使用しますが、必要量よりも多いと中性脂肪として肝細胞に蓄えられたままに……。

← 3 肝細胞に中性脂肪が増えた状態に

栄養素の中に糖質が多すぎると、中性脂肪がどんどん大きくなります。肝細胞の中性脂肪が大きくなることで、肥満へとつながっていきます。

「脂肪肝」になると、過剰な脂質が肝臓に負担をかけるため、糖質や脂質の代謝がうまくできなくなり、体にも脂肪がたまりやすくなってしまうのです。

脂肪肝になると肝機能が低下して、アルコールの分解や糖を代謝する働きが悪くなってしまいます。

また、血糖値を安定させる働きも低下してしまい、ますます脂肪が蓄積しやすい体になっていくのです。このような状態ではいくらダイエットをしても十分な効果を得られません。

つまり、**肝臓が健康でなければやせることはできない**のです。

「やせたい！」と思っている人は肝臓に脂肪がたまらないようにし、すでにたまっている人はその脂肪を落として、脂肪肝を改善しましょう。

「異所性脂肪」が肝臓にたまると太る！

体にたまる中性脂肪には、「異所性脂肪」「内臓脂肪」「皮下脂肪」の3種類があり、通常は「異所性脂肪→内臓脂肪→皮下脂肪」の順にたまるとされています。

体内で増えすぎた中性脂肪は、まず肝臓やすい臓、心臓などの臓器や筋肉などにつき、異所性脂肪として蓄えられます。次に腸間膜や内臓の周りに内臓脂肪がつき、さらにあとから皮膚のすぐ下に皮下脂肪がつきます。

異所性脂肪は本来たまるべきではない場所にたまることから、「第3の脂肪」とも呼ばれ、内臓脂肪以上に悪影響を及ぼします。そして、**異所性脂肪が肝臓にたまりすぎたものが、脂肪肝**です。

肥満の人ほど異所性脂肪も蓄積されやすいですが、やせている人でも異所性脂肪の多い場合があるため、体形だけで判断するのは禁物です。

また、筋肉の細胞の中に過剰に脂肪が蓄積したものが脂肪筋で、インスリンの働きが妨げられる要因になることがわかっています。脂肪筋が増えると筋肉内でインスリンがうまく働かず、糖質を取り込みにくくなります。すると血糖値が上がりやすくなり、糖尿病のリスクを高める原因にもなります。

異所性脂肪は食べすぎや運動不足などですぐに増える半面、皮下脂肪や内臓脂肪に比べて食事と運動の改善などで減らしやすい脂肪でもあります。

脂肪が体にたまる順番は?

危険度大! ついたらやっかいなのが

1 異所性脂肪

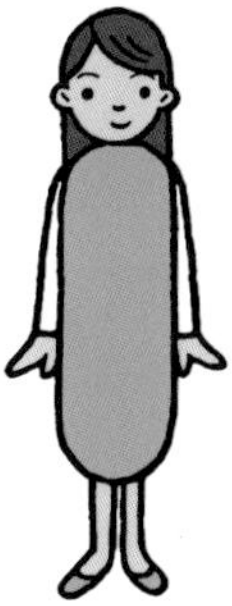

本来脂肪がつかない肝臓やすい臓などにつき、体形に現れにくいのでやっかい。

↓

2 内臓脂肪

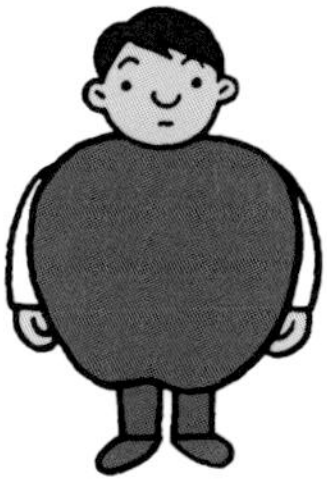

内臓の周りにたまる脂肪。上半身がふくらんでおなかがポッコリ出た状態に。

↓

3 皮下脂肪

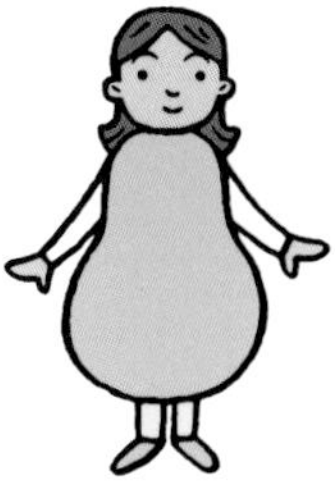

皮膚と筋肉の間にたまる脂肪。下腹部や腰の周り、お尻や二の腕などにつきます。

禁酒や食事制限をしても「脂肪肝」になる

お酒を飲まなくても脂肪肝になる!

非アルコール性の脂肪肝には2種類ある

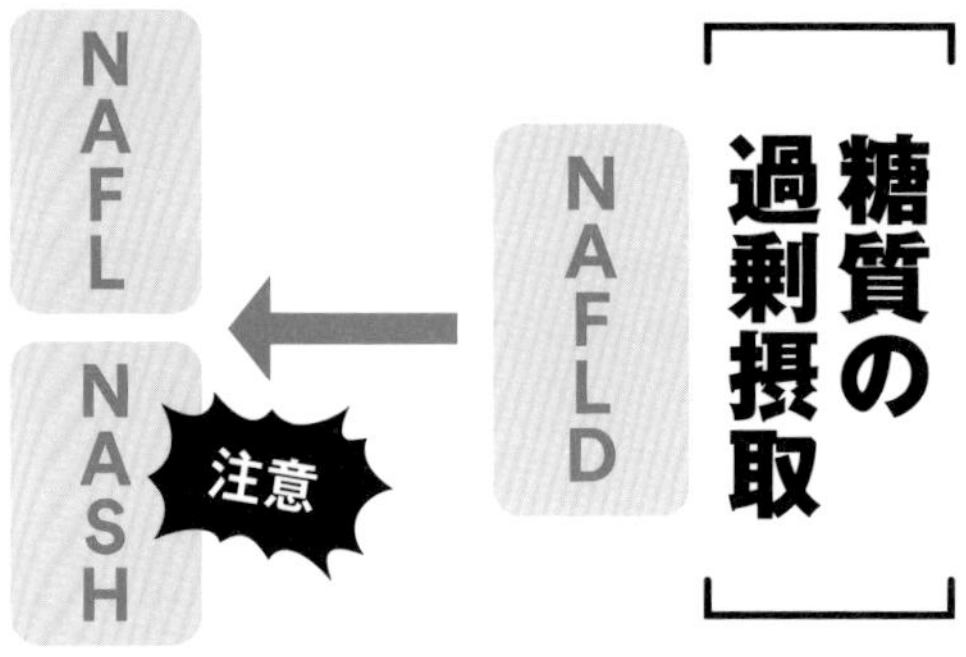
糖質の過剰摂取
NAFLD
NAFL
NASH
注意

日本人の脂肪肝の原因で多いのは、飲みすぎではなく食べすぎによるものです。これを非アルコール性脂肪性肝疾患（NAFLD）と呼びます。

NAFLDには、症状が軽く改善しやすい単純性脂肪肝（NAFL）と重症タイプの非アルコール性脂肪肝炎（NASH）の2種類があります。

NAFLはNASHに進行することがあり、NASHは放置すると肝硬変や肝細胞がんへと進行することが知られています。

脂肪肝の人が必ず重症化するわけではありませんが、早期に発見して原因となる生活習慣や肥満を改善することが大切です。

また、注意が必要なのが極端な食事制限など**無**

知ってますか?

ダイエットのしすぎでも脂肪肝になる!

糖質を厳しく制限するような過度なダイエットは、逆に脂肪肝を招いてしまうリスクがあります。それを「低栄養性脂肪肝」といいます。

栄養素が不十分になる
栄養バランスがくずれると体のさまざまな機能が乱れます

→

体が飢餓状態だと認識する
糖質の過度な制限によってエネルギーの備蓄がなくなります

→

中性脂肪をため込み脂肪肝に
エネルギー不足を補うために肝臓が中性脂肪を補充し脂肪肝に

理なダイエットをした人がなりやすい「低栄養性脂肪肝」と呼ばれる脂肪肝です。

糖質を厳しく制限するような過度なダイエットをすると、逆に脂肪肝を招いてしまうことがわかっています。

たとえば、糖質を極端に控えていると、エネルギー源として肝臓に蓄えられている中性脂肪が減っていきます。私たちは少しくらい食事を抜いてもしばらくは活動できますが、それは体内の中性脂肪がエネルギー不足を補ってくれるからです。

つまり、非常時のエネルギー源となる肝臓の中性脂肪が不足すると、体が飢餓状態だと勘違いし、体を守るために全身の中性脂肪を肝臓に送るように働きます。その結果として、脂肪肝になってしまうのです。

やせやすい体になるには「脂肪肝」を治せばいい

栄養素の代謝を司っているのは、数ある臓器の中でも肝臓だけです。**やせるためには、その代謝機能を高めることが必要**です。しかし、脂肪がたっぷりついた脂肪肝になると、気づかないうちに肝臓の働きは低下し、結果として糖などを脂肪としてため込みやすい体になってしまいます。さらに脂肪肝は自覚症状が乏しいために見のがされやすく、放置すると肝炎や高血圧、糖尿病、認知症など、さまざまな生活習慣病につながる恐ろしさをもっています。

脂肪肝の原因となる糖質は毎日食べるものですし、運動を習慣にしている人も多くはないでしょう。それだけに脂肪肝の人は増加傾向にあり、全国で約４０００万人もいると推定されるほどです。

しかし、脂肪肝はなりやすい一方、治りやすいという一面もあるのです。なぜかというと、**脂肪肝は肝臓疾患の中でもダメージが「軽症」**だからです。脂肪肝は放置すると重篤な生活習慣病に結びつきますが、**正しい知識を身につけて対処することで、頑張れば1週間で治すことができます。**

健康な人でも肝臓の脂肪は増えたり減ったりを繰り返しています。食べすぎや飲みすぎ、運動不足、夜ふかしといった生活の乱れから脂肪肝になっても、それを改めることで早期のうちに治すことが可能です。そうすれば、代謝がアップして太りにくくやせやすい体になれるのです。

脂肪肝を治せば糖の代謝が劇的にアップ!

脂肪肝の肝臓

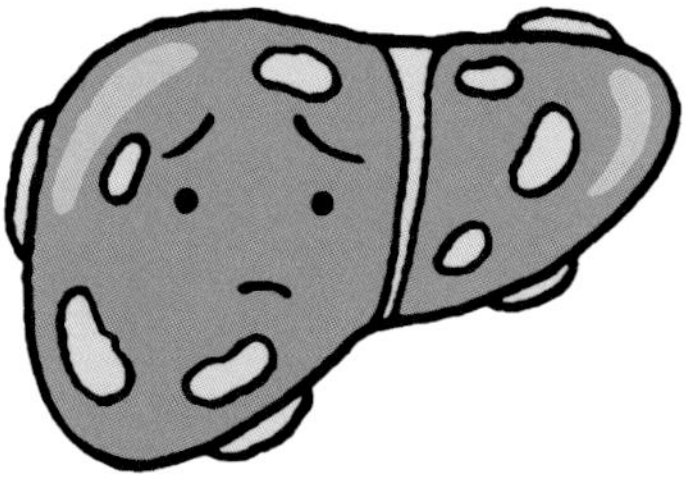

肥満のもとになる中性脂肪が血中に放出されてしまいます。アルコールの分解や糖の代謝機能もうまく働きません。

元気な肝臓

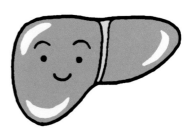

余分な中性脂肪が血中に放出されず、アルコールの分解や糖の代謝がしっかり行われます。

脂肪肝は食べ方のちょっとした工夫で改善できる!!

脂肪肝を治すには「糖質ちょいオフ」すればいい

糖質はご飯やパン、麺類などの主食に多く含まれるほか、いも類や果物、砂糖にも多く含まれます。なじみのある食べ物が多いため、糖質制限というと「好きなものを我慢する」というイメージが強いかもしれません。

極端な糖質制限をすると、仮に短期間で体重を減らすことができたとしても、短期間でリバウンドしてしまう可能性が高くなります。

生活習慣病を予防し、いつまでも若々しく健やかな体を保つためには、無理なく楽しみながら続けられる食生活が大切です。

そこでおすすめしたいのが、**ご飯やパン、麺類などの主食を10%程度減らす「糖質ちょいオフ」ダイエット**です。普段食べているご飯の量よりもちょっと少なめに盛るなど、簡単な工夫で主食を10%減らすだけで、脂肪肝はしだいに改善していくことができます。

1日の食事で摂取する栄養の指標として「糖質ちょいオフ」のためには、成分そのものが糖質である**炭水化物を食事量の5割以下に減らすのが理想的**。そして良質なタンパク質をとることは、インスリンなどのホルモンが正常に働き、中性脂肪が肝臓に蓄積するのを防ぐのに欠かせません。そこで糖質を減らし、その分、タンパク質を増やして**糖質5：タンパク質3：脂質2の割合**にすると、糖質のとりすぎを防ぐベストバランスになります。

「糖質ちょいオフ」すれば やせる体質になる

血糖値が上がるとなぜ太る？

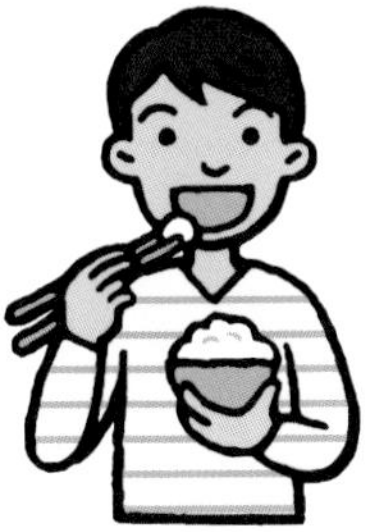

糖質を過剰にとって血糖値が上がる

脂肪の原料は糖質と脂質。なかでも糖質のほうが脂肪になりやすいのです。

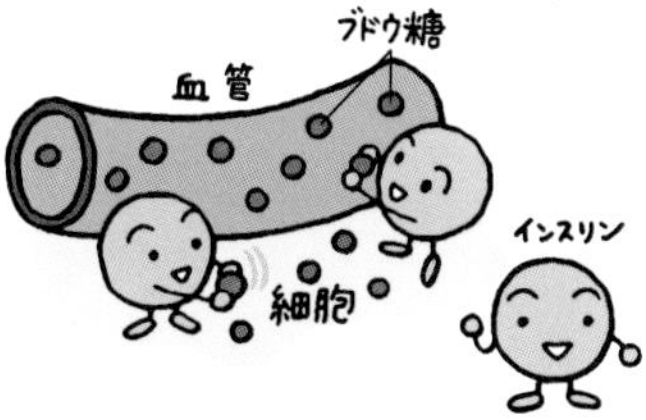

血糖値を下げようと、インスリンが余る状態に

上がった血糖値を下げるためにすい臓から分泌されたインスリンが余ってしまい……。

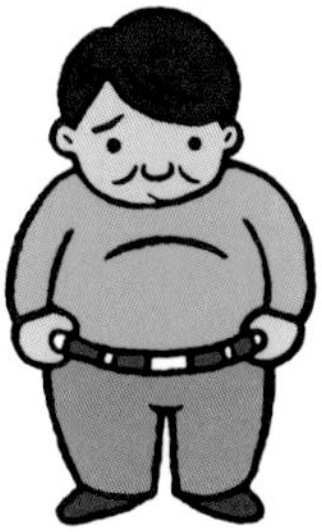

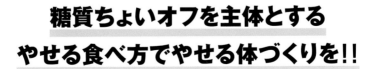

余ったインスリンが脂肪細胞に働きかけ、脂肪をつくる

インスリンが「肥満ホルモン」となって脂肪合成を促し、脂肪をつくってしまいます。

糖質ちょいオフを主体とする やせる食べ方でやせる体づくりを!!

＼やせる／

COLUMN

更年期以降の女性はやせにくくなるので要注意！

血中中性脂肪の基準値は30～149㎎/dℓとされていて、150を超えると要注意。その150を超えている人の割合を男女で比べると、30～40歳代は男性のほうが圧倒的に高いですが、50歳代から差が縮まり、60歳代以上になると男女差はほぼなくなります。このような変化は女性ホルモンのひとつ、エストロゲンの影響によるものです。

エストロゲンは皮下脂肪をつきやすく、内臓脂肪をつきにくくさせます。というのは、卵巣や子宮など妊娠や出産に関わる臓器を守るため、腰の周りを中心に皮下脂肪をつける働きをするからです。しかし、エストロゲンの分泌量は30代後半から減少し始め、更年期には急激に減ってしまいます。さらに年齢とともに筋肉量は減少し、基礎代謝量も下がるので、若いころと同じような生活をしていると脂肪が増えてしまうというわけです。そして、もともとついている皮下脂肪に加えて内臓脂肪もつく、複合型肥満のほうが多くなります。

また、エストロゲンにはインスリンの働きをサポートして血糖値を低く抑える働きもあります。その恩恵を受けられなくなる更年期以降の女性は、血糖値が下がりにくくなり、脂肪肝や糖尿病、心筋梗塞、脳卒中などのリスクが高まります。更年期障害と似たような症状が出る病気は多いので、注意して定期的な検診などを受けるようにしましょう。

第2章

やせる体になるために必要な栄養知識

やせる6つのコツ

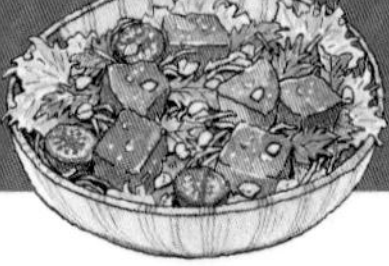

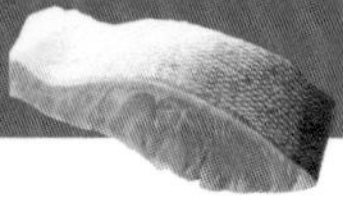

コツ
1

血糖値を上げない やせる食べ物をとる

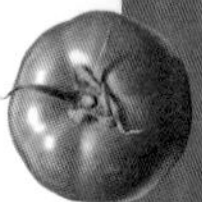

血糖値の上昇は肥満の原因になるものです。つまり脂肪肝を防いでやせるために必要なのは、血糖値を上げない「やせる食べ物」をとることなのです。

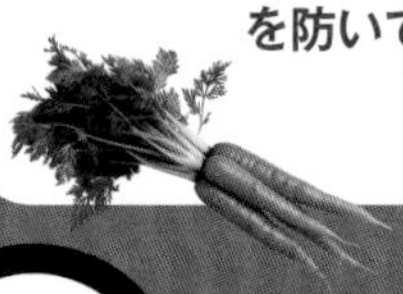

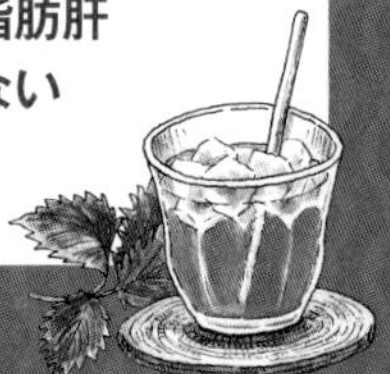

コツ
2

糖質を今より減らし その分タンパク質を増やす

糖質を上手に減らした分、かわりにとりたいのがタンパク質です。糖質は少なめに、良質のタンパク質を多めにします。

コツ
3

タンパク質→食物繊維→水分→糖質の順に食べる

何を食べるかはもちろん大事ですが、同様に「食べる順番」もやせる体をつくるために必須のコツです。

脂肪肝を治して 即効

コツ 4

食事のとき「今より10回」多く噛む

日本人は世界有数の「早食い国民」です。今より噛む回数を増やすことでやせられることを知っておきましょう。

コツ 5

いつも口の中をキレイにして「やせ菌」を増やす

口腔ケアが内臓脂肪を減らす効果があることが、近年注目されるようになりました。口の中を清潔にしてやせる体に！

コツ 6

スロースクワットで「やせ筋」をつくる

「やせる食べ物」を中心とした食生活のほかに、やっぱり運動も大切。誰でも簡単にできる軽い運動でOKです。

糖質ちょいオフのコツ 1

血糖値を上げない「やせる食べ物」をとる

「やせる食べ物」とは?

血糖値を上げにくくする栄養素を**多く含む食材**

×

血糖値を上げにくくする調理法や**食べるタイミング**

↓

つまり、食べるだけでやせやすくなる食べ物のこと!

この本の第3章では、**食べるだけで「やせる食べ物」**を紹介します。「やせる食べ物」。そのカギになるのは、第1章でも説明したように、**脂肪肝にならないための食材、つまり、血糖値を上げにくくする食べ物**です。「血糖値を上げにくくする栄養素を多く含む食べ物」を、その効果を最大限にするための調理法やタイミングで食べると、しっかり食べながら、やせやすい体になるのです。

内臓脂肪を減らしてやせるには、中性脂肪のもとでもある糖質の摂取量をほどよく減らします。そして、タンパク質や食物繊維、ビタミンやミネラルなどを効果的にとる習慣を身につけるのが近道です。

「やせる食べ物」の例 （詳しくはp.41～の第3章を）

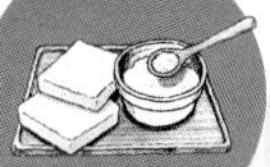
パウダー
高野豆腐

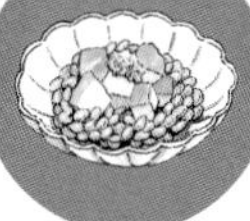
夜のあえ納豆

タンパク質

肉・魚・たまご・
大豆製品
など

タンパク質をしっかりとることで筋肉量が増え、基礎代謝がアップして「やせる体質」へと変わっていきます。

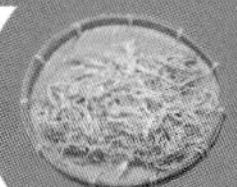
酢じめ切り干し

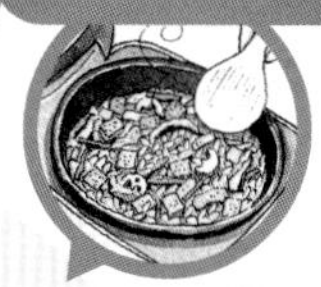
かさ増し
刻みこんにゃく

食物繊維

海藻・きのこ・
根菜・こんにゃく
など

食物繊維は体内に長くとどまり続け、糖質の吸収を遅らせて血糖値を上がりにくくします。

ビタミン・ミネラル

緑黄色野菜・貝類・
レバー・ナッツ
など

糖質や脂肪の代謝を促す栄養素。バランスよくとることで、太りにくい体に。

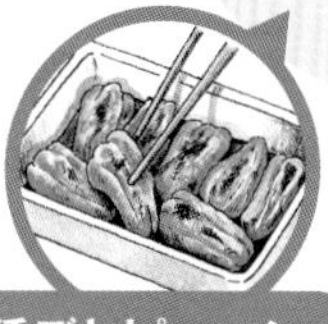
種ごとピーマン

不飽和脂肪酸

青背魚・えごま油・
アマニ油
など

不飽和脂肪酸には血中の中性脂肪を減らす働きが。適量とれば脂肪を燃やす力もアップ。

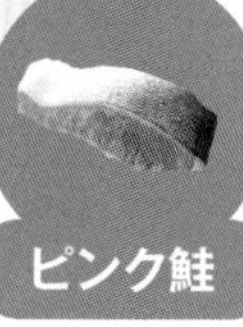
ピンク鮭

ポリフェノール

高カカオチョコレート・
赤ワイン・緑茶
など

ポリフェノールは強力な抗酸化物質。糖質の代謝を促し、脂肪の蓄積を防ぎます。

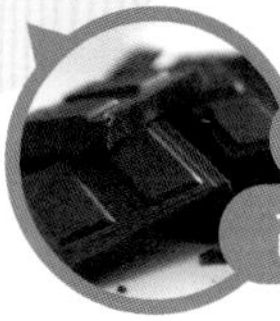
食前食間の
高カカオチョコ

Check!

◀ 第3章で「やせる食べ物」を41種紹介します

糖質
ちょいオフの
コツ

2

糖質を今より減らし その分タンパク質を増やす

太る原因は脂質よりも糖質！

1 糖類を食べて
血糖値が上昇

↓

2 血糖値を下げたあと
ためられなくなった
インスリンが余る

↓

3 余ったインスリンが
脂肪細胞に行き渡り
脂肪酸をつくる

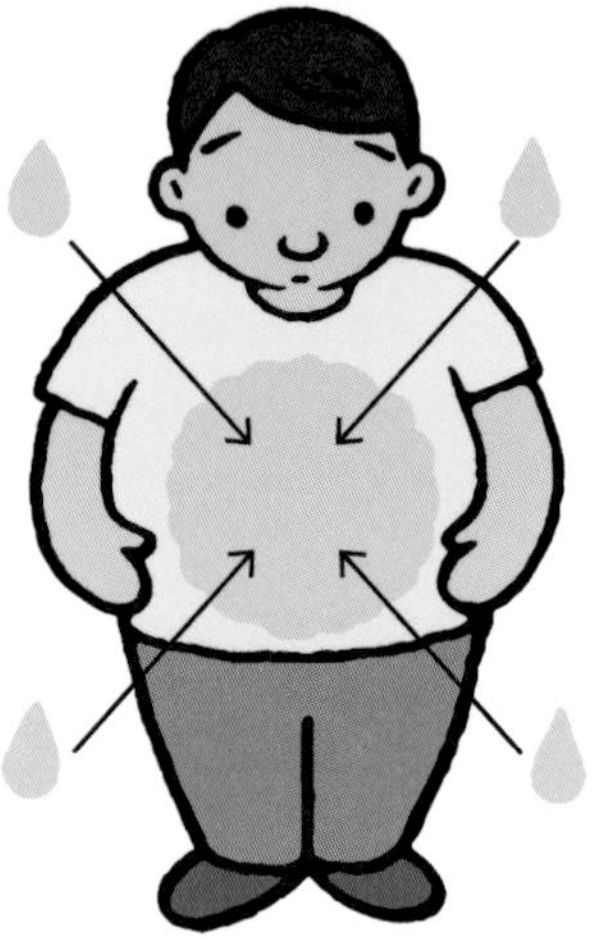

糖質をとることで食後の血糖値が上昇すると、それを下げるインスリンが分泌されます。インスリンには余った糖を脂肪に変え、脂肪細胞に蓄える働きがあります。やせたいからといって、やたらとカロリーを抑えようとする人がいますが、**意識するべきなのはカロリーではなく糖質量**です。

肉、魚、たまご、牛乳などはカロリーが高めですが、体に必要なタンパク質を豊富に含んでいます。極端に減らしてしまうと、体づくりに必要な栄養素まで不足し、かえって太りやすくなる恐れもあります。**糖質を減らした分は、タンパク質が豊富な食品で補い**、バランスのよい食事でやせる体づくりをしましょう。

食べる量ではなく、食べる比率を変える

脂質	タンパク質	糖質
2→2	2→3	6→5
脂質はそのままでもOK	糖質（炭水化物）を減らした分を増やします	約15%減らします
油、バター、牛乳、チーズ、ナッツ類、マヨネーズ	魚、肉、貝類、ソーセージ、たまご、豆腐	パン、ご飯、うどん、ラーメン、パスタ、じゃがいも

減らした約15%分の糖質（炭水化物）が、脂肪のもとになる余分な糖質です。それを「ちょいオフ」し、タンパク質へと置きかえてやせる体をつくりましょう!

Check!

◀詳しくは第3章を

糖質
ちょいオフの
コツ
3

タンパク質→食物繊維→水分→糖質の順に食べる

にくくなる

同じメニューでも、食べる順番によってやせることができ、逆に太る原因にもなります。下記の順番を食事の際に意識してみましょう。

1 タンパク質 → **2 食物繊維**

1 タンパク質

肉　魚　たまご　豆腐

など

筋肉のつく栄養素を最初に。満腹感も得られて全体の食事量をセーブ。

2 食物繊維

海藻　野菜　きのこ

など

糖質の吸収を妨げるため、糖質の前にとることが大事です。

食べる順番を変えるだけで、血糖値の急上昇を防ぐことができます。つまり、同じメニューでも太る食事にもなれば、やせる食事にもなるということです。

　おなかがすいていると、ご飯などの炭水化物から手をつけたくなりますが、**最初にご飯を口にしてしまうと一気に血糖値が上がり、過剰に分泌されたインスリンの働きで脂肪が合成**されてしまいます。

　まず筋肉をつくり維持するために欠かせないタンパク質を必要なだ

食べる順番を変えれば血糖値が上がり

3 水分

味噌汁
スープ
吸い物
など

先に水分でおなかを満たし、糖質のとりすぎを抑えます。

←

4 糖質

ご飯
パン
パスタ
など

最後に主食の糖質をとるのがカギ。糖質過多を防げます。

け確実に摂取するため、**肉や魚、たまごなどは最初に食べるほうが理想的**です。次に**食物繊維が糖質の吸収を抑え、血糖値の急上昇を防いでくれる野菜や海藻、きのこ**など。そして、最後にご飯やパン、麺類などの**糖質を食べる前に、みそ汁やスープなどの水分をとっておく**と、糖の摂取量を抑えることができるのです。

POINT!

タンパク質&野菜を先に食べよう!

タンパク質は、やせる体づくりのためにしっかり摂りたい栄養素です。いちばん最初に食べることで量をしっかりとることができ、あとの食事量を抑えることができます。野菜を十分にとることも含め、糖質を抑えることにつながります。

Check!
◀ 詳しくはp.126を

糖質ちょいオフのコツ
4

食事のとき「今より10回多く噛む」

日本人は世界トップクラスの「早食い」

「ランチタイムにかける時間」で、日本人は平均20分というデータもあるそう。先進国の中でもトップクラスの短さです。

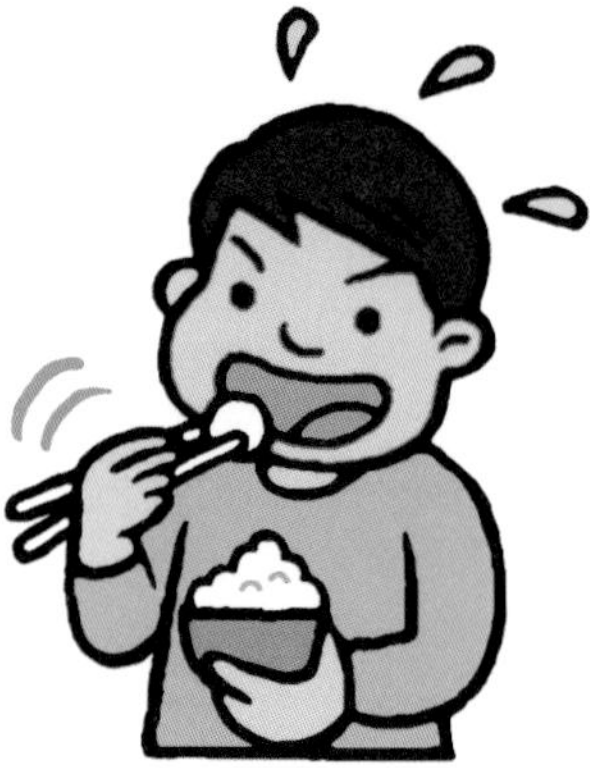

やせたい人にとって、絶対に避けたい食べ方が「早食い」です。早食いをすると、よく噛まずに食べ物を胃の中に流し込むことになるため、血糖値は急上昇してインスリンが大量に分泌され、どんどん余分な血糖が脂肪につくり変えられてしまいます。

一方、**よく噛んでゆっくり食べれば血糖値の上昇も緩やかになり、脂肪の合成も抑制**できます。

満腹感を得るためにはおよそ20分かかるといわれていますので、**朝食でも20分、昼食は25分、夕食は30分かける**のを目安にすると、食べすぎを防ぐことができます。ゆっくり食べるには「いつもより10回多く噛む」ことから実践しましょう。できれば**一口につき、30回噛む**よう意識してください。

ゆっくり食べると血糖値が上がらず脂肪ができにくくなる!

よく噛むことで糖質の吸収が緩やかになり、
脂肪を燃焼させる効果があります。
その結果、肥満を防ぐことにつながります。

「10回多く噛む」驚きの効果!

効果!
糖質の吸収が緩やかになり、血糖値の上昇を防げます

効果!
血流がよくなり、代謝がアップして「やせ体質」になります

効果!
満腹感を得られやすく、食べすぎを防ぐことができます

効果!
唾液が出て糖尿病や歯周病のリスクを軽減し、内臓脂肪を減らせます

Check!
◀ 詳しくはp.132を

糖質ちょいオフのコツ
5

いつも口の中をキレイにして「やせ菌」を増やす

口の中の健康がやせる体をつくる!

歯周病と肥満の怖い関係

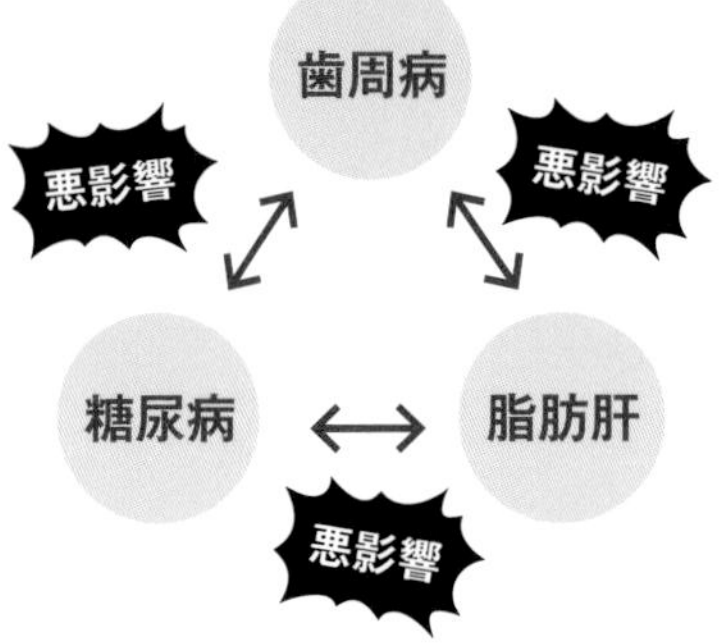

止められないスパイラル

歯周病によって発生する炎症性サイトカインがインスリンの働きを阻害してしまい、その結果血糖値が上昇して脂肪肝が悪化します。

口の中の状態と体は、密接に関係しています。食べ物は、消化管を通って消化・吸収、排泄されます。その最初の段階が、体への入り口でもある口であり、外からの異物に侵食されやすい部位ともいえます。だからこそ、口の中をキレイに保つことが健康にもつながります。

口の中には数百種、数千億の細菌が生息し、腸内と同様に善玉菌と悪玉菌が存在しています。

最近の研究では、口内の悪玉菌が食べ物や唾液と一緒に腸まで運ばれ、腸内環境に影響を及ぼすことがわかってきました。**悪玉菌の影響で腸内細菌のバランスがくずれると便秘がちになり、代謝機能が低下し脂肪も燃焼しにくくなり、やせに**

歯周病菌をやせ菌に!

歯周病菌をなくせば内臓脂肪が減少!

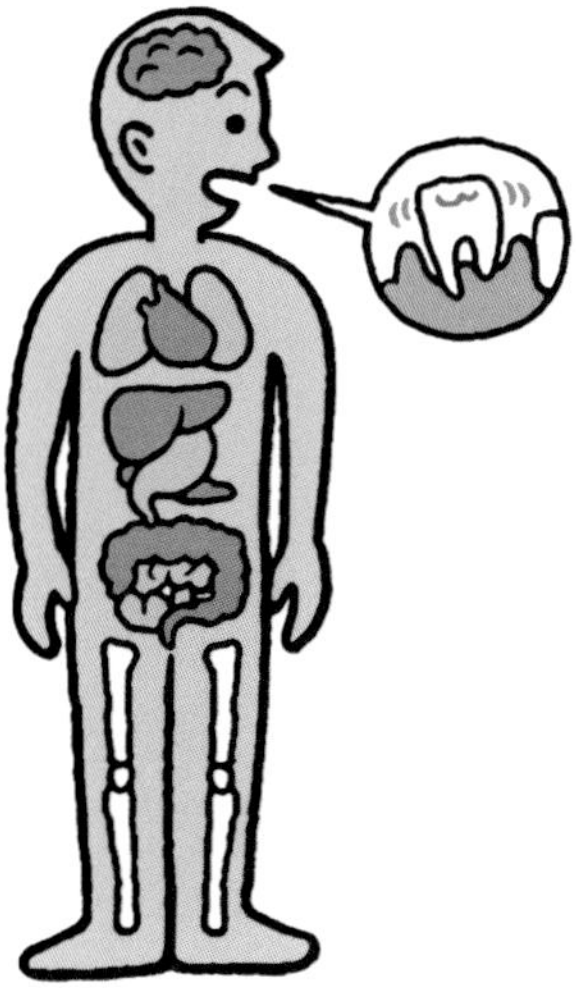

口の中が不健康になり、歯周病菌が増えることが全身の病気へつながることがわかってきました。内臓脂肪の増加だけでなく、動脈硬化や心臓病など深刻な悪影響をもたらします。

くい体になってしまいます。

一方、善玉菌は「やせ菌」ともいわれ、口内をキレイにしていれば腸内細菌のバランスも整い、やせやすい体になります。

また、脂肪肝と糖尿病は負のスパイラル関係にあり、それに歯周病が加わるケースもあります。**歯周病によって炎症が起きると「炎症性サイトカイン」という物質が生まれ、この物質がインスリンの働きを阻害し、血液に糖があふれて血糖値を上昇させる**のです。

血糖値が上がれば脂肪肝も悪化し、糖尿病になれば歯茎の毛細血管がもろくなり、歯周病もひどくなります。このような悪循環を防ぐためにも正しい歯磨き（p.134）の習慣を身につけて、いつも口の中を清潔に保ちましょう。

糖質
ちょいオフの
コツ
6

スロースクワットで「やせ筋」をつくる

軽い運動で脂肪は燃える！

理由

基礎代謝が増えると、脂肪がつきにくくなる

- □ 体に酸素を取り込む有酸素運動が脂肪を燃焼
- □ やせるには軽い運動を長く続けることが大事
- □ 軽い刺激で筋肉を鍛えられる運動をプラス

脂肪を減らすならウォーキング、ジョギングなどの有酸素運動がいいと思われがちですが、それだけでは不十分。最近の研究では**筋肉の中にある「脂肪筋」を減らさないと脂肪肝や血液中の中性脂肪が減りにくい**ことがわかっています。

中性脂肪を落とすなら、有酸素運動に加えて無酸素運動、つまり筋トレなどをすると効果的。

ただし、筋トレといっても、激しい運動が必要なわけではありません。**体の中でいちばん大きい太ももやお尻の筋肉は、基礎代謝を増やして脂肪をつきにくくする「やせ筋」**。これらを鍛えるのに有効な**「スロースクワット」を1日2回**、毎日続けるだけで、太りにくい体になっていきます。

1日2回のスロースクワットで「やせ筋」体質に！

1

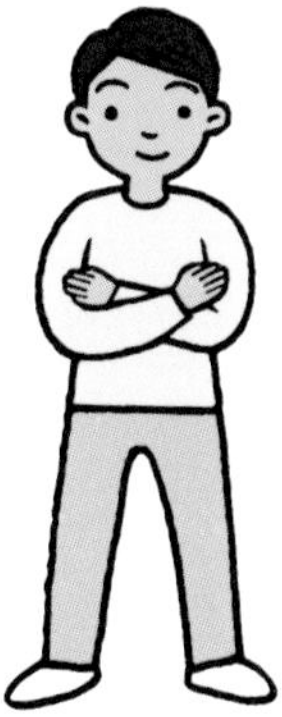

両脚を肩幅より やや広げて立つ

両脚を肩幅よりもやや広げて真っすぐ立ちます。腕は胸の前で交差させて組んでおくとよいでしょう。

2

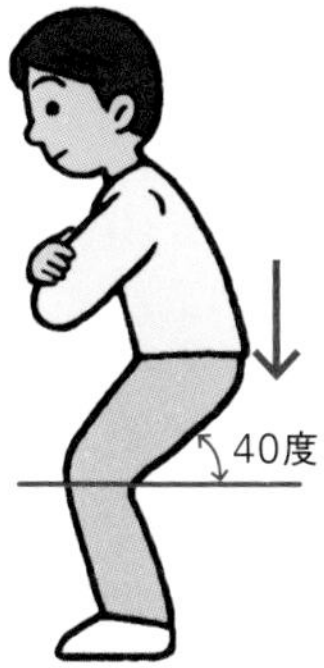

お尻を突き出すように、ゆっくり腰を下げる

息を吐きながら、5秒かけて膝をゆっくり曲げ、お尻を突き出すように40度の角度まで腰を下ろしていきます。膝がつま先よりも前に出ないように。

3

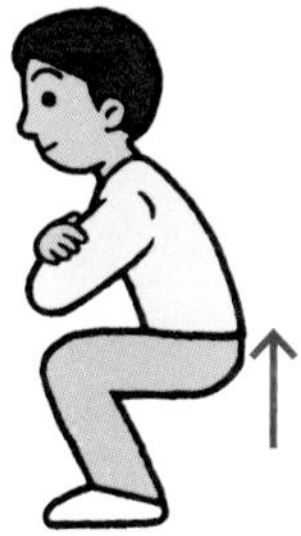

腰を落として息を吸いながら姿勢を元に戻す

なるべく太ももが床と水平になるところまで腰を落とします。鼻から息を吸いながら、5秒かけて2の姿勢に戻していきます。1〜3を5回繰り返します（1セット）。朝と夜に1セットずつ行います。

Check!
◀ 詳しくはp.138を

＼やせる／
COLUMN

果物を食べすぎると肥満や脂肪肝へまっしぐら？

健康や美容によい食べ物と思われがちな果物ですが、食べすぎはよくありません。100gあたりの糖質量はバナナ21.4g、ぶどう15.2g、柿14.3gなどで、1日にとってもいい糖質量の目安が男性約250g、女性約200gというのを考えると、果物に含まれる糖質がいかに多いかがわかるでしょう。

また、果物に含まれる果糖は「単糖類」に分類され、分子構造が単純なので糖質の中でも吸収のスピードが速いのが特徴。それだけに肝臓の負担が大きく、中性脂肪になりやすいのです。果物の食べすぎは、血糖値とは関係なく肥満や脂肪肝にもつながるということです。果物を細かく砕いたスムージーは、繊維がカットされて吸収されやすくなっているため、さらに注意が必要です。

特に品種改良が進んだ最近の果物は昔よりも甘くておいしいですが、それは果糖がたくさん含まれている証拠。食べるのはなるべく活動的な時間を迎える朝食のときにし、空腹時や活動量が減って糖質が消費されにくい夜に食べるのは避けてください。大量の糖質が血液中に流れ込み、肝臓に負担をかけてしまいます。旬の果物はビタミンやミネラル、食物繊維が豊富なので、健康や美容の味方であることも確かです。しかし、脂肪肝の人は控えたほうが無難です。どうしても食べたいときは1日1種類を少量だけにしましょう。

第3章

食べるだけで脂肪肝を防げる「やせる食べ物」図鑑

ENTRY FOODS NO. 01

食前食間の高カカオチョコ

血糖値の上昇を抑えてやせ体質に

高カカオチョコのやせ成分

活性酸素を除去して体内の酸化を防いだり、インスリンの働きを促進したり。血管を広げる作用で血圧の上昇を抑える働きも。

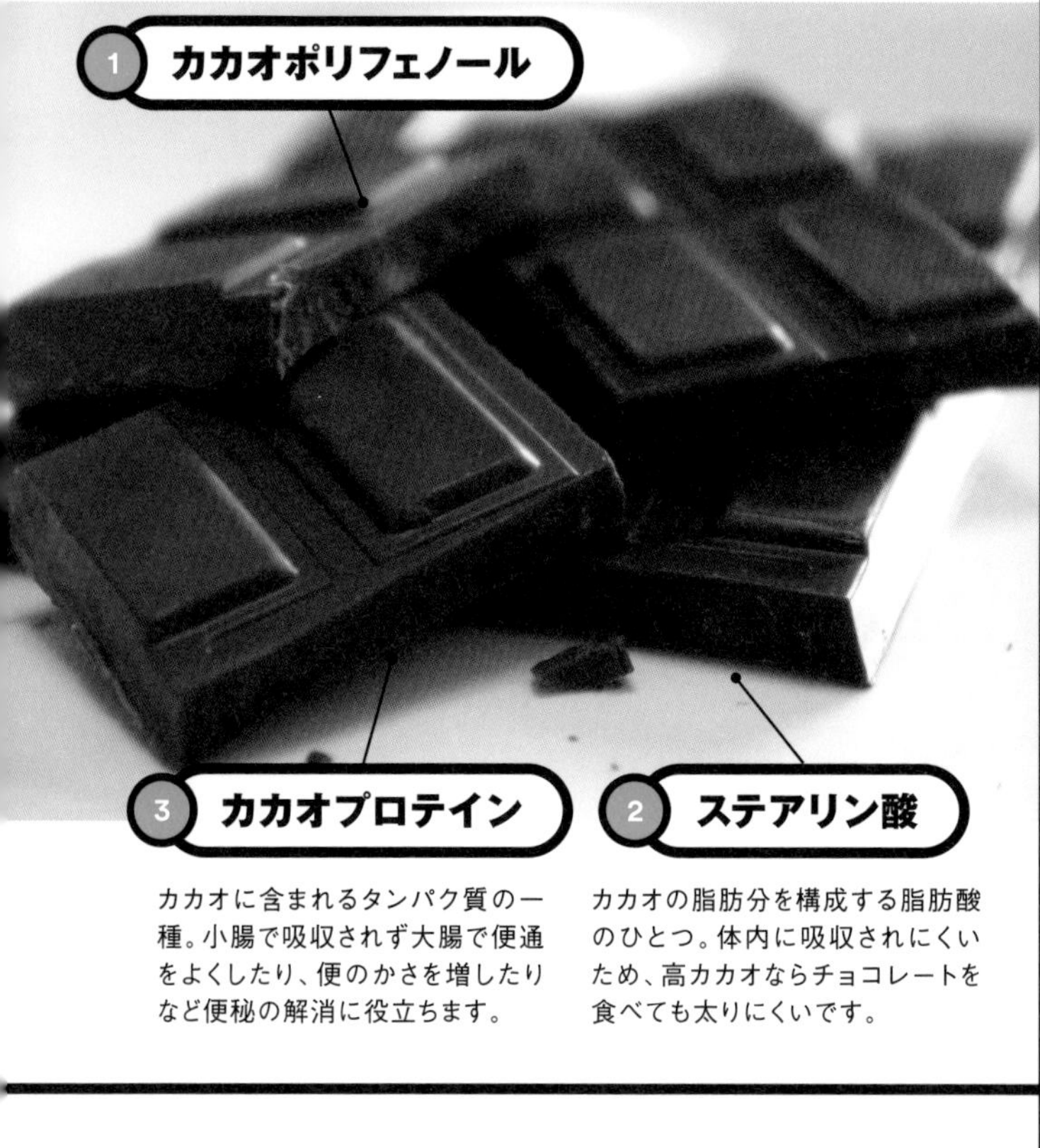

1 カカオポリフェノール
2 ステアリン酸
3 カカオプロテイン

カカオに含まれるタンパク質の一種。小腸で吸収されず大腸で便通をよくしたり、便のかさを増したりなど便秘の解消に役立ちます。

カカオの脂肪分を構成する脂肪酸のひとつ。体内に吸収されにくいため、高カカオならチョコレートを食べても太りにくいです。

「やせる食べ物」として、まずおすすめしたいのは、チョコレート。ただしカカオ含有量が70%以上であること。高カカオチョコレートには、カカオポリフェノールが血糖値の急上昇を抑えて脂肪をたまりにくくする、食物繊維が糖の吸収を緩やかにするなどの作用があります。しかも老化や代謝低下の一因となる活性酸素を

食べ方アイディア

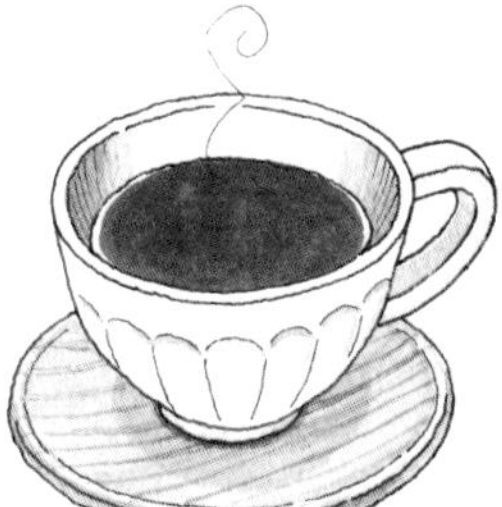

【ホットミルクチョコ】

あたためた牛乳や豆乳、アーモンドミルクなどに高カカオチョコを削り入れてとかします。甘みをつけたい場合、甘みのあるチョコなどを少しだけ。空腹を落ち着かせ、おなかも心も満たされます。

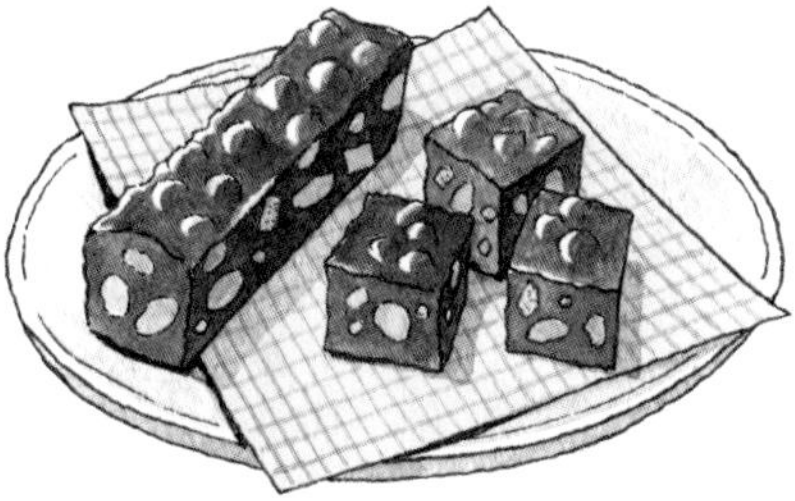

【グラノーラバー】

湯煎でとかしたチョコ液に好みのナッツやグラノーラなどを細かく砕いて入れ、クッキングシートを敷いたバットなどに流して入れて固めます。食後のおやつにぴったり。

食事の回数による血糖値の変化

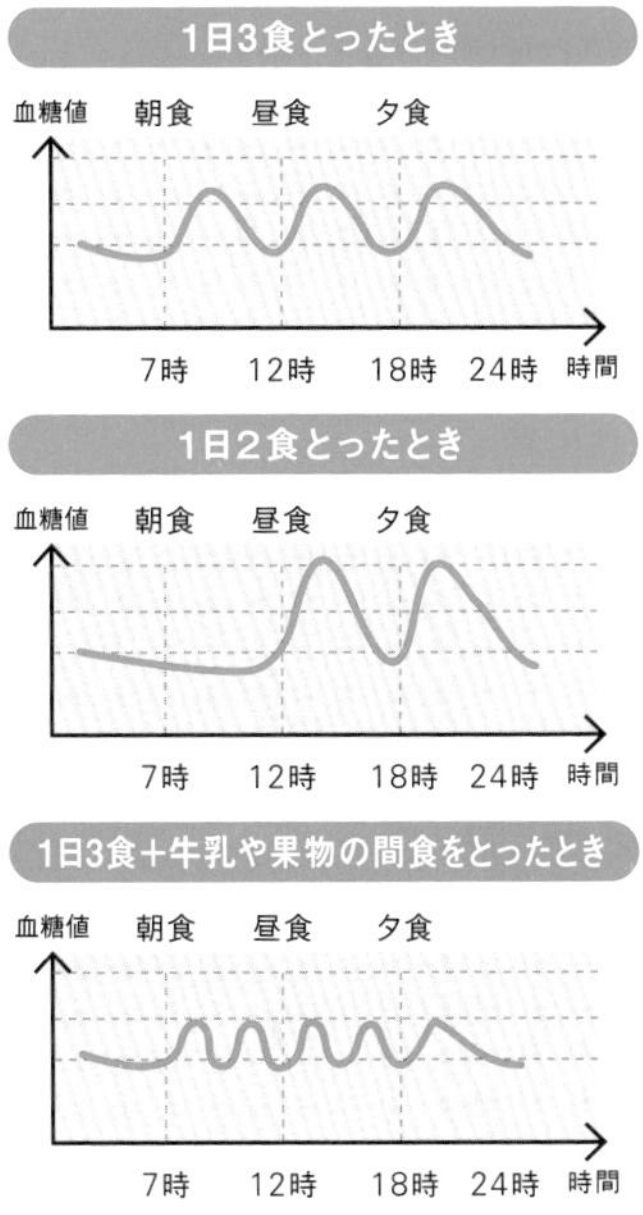
1日3食とったとき
血糖値
朝食
昼食
夕食
7時
12時
18時
24時
時間
1日2食とったとき
血糖値
朝食
昼食
夕食
7時
12時
18時
24時
時間
1日3食+牛乳や果物の間食をとったとき
血糖値
朝食
昼食
夕食
7時
12時
18時
24時
時間

日本医師会ホームページ／株式会社明治ホームページを参考に作成

カカオポリフェノールの効果時間例

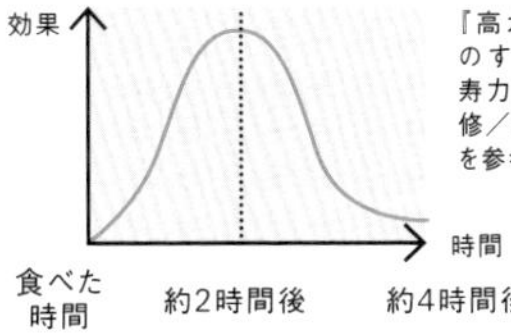
効果
時間
食べた時間
約2時間後
約4時間後

『高カカオチョコのすごい健康長寿力』（栗原毅監修／主婦の友社）を参考に作成

除去する効果も。
効果は食後2時間をピークに4時間ほどで消えるため、毎食前3回、もしくは食間に、1回5gずつの摂取が理想的。空腹時につまめば食べすぎ防止にも。幸せホルモン「セロトニン」の分泌を促し、ダイエット中のストレスの軽減やリラックス効果も期待できます。

DOCTOR'S COMMENT

ダイエットにチョコレート?と驚くかもしれないけれど、高カカオチョコを適量食べるとやせる力が増す。

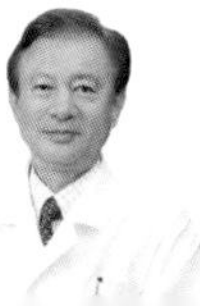

ENTRY FOODS NO. 02

こまめに葉ごと緑茶

飲めば栄養35%、葉ごととれば100%

緑茶のやせ成分

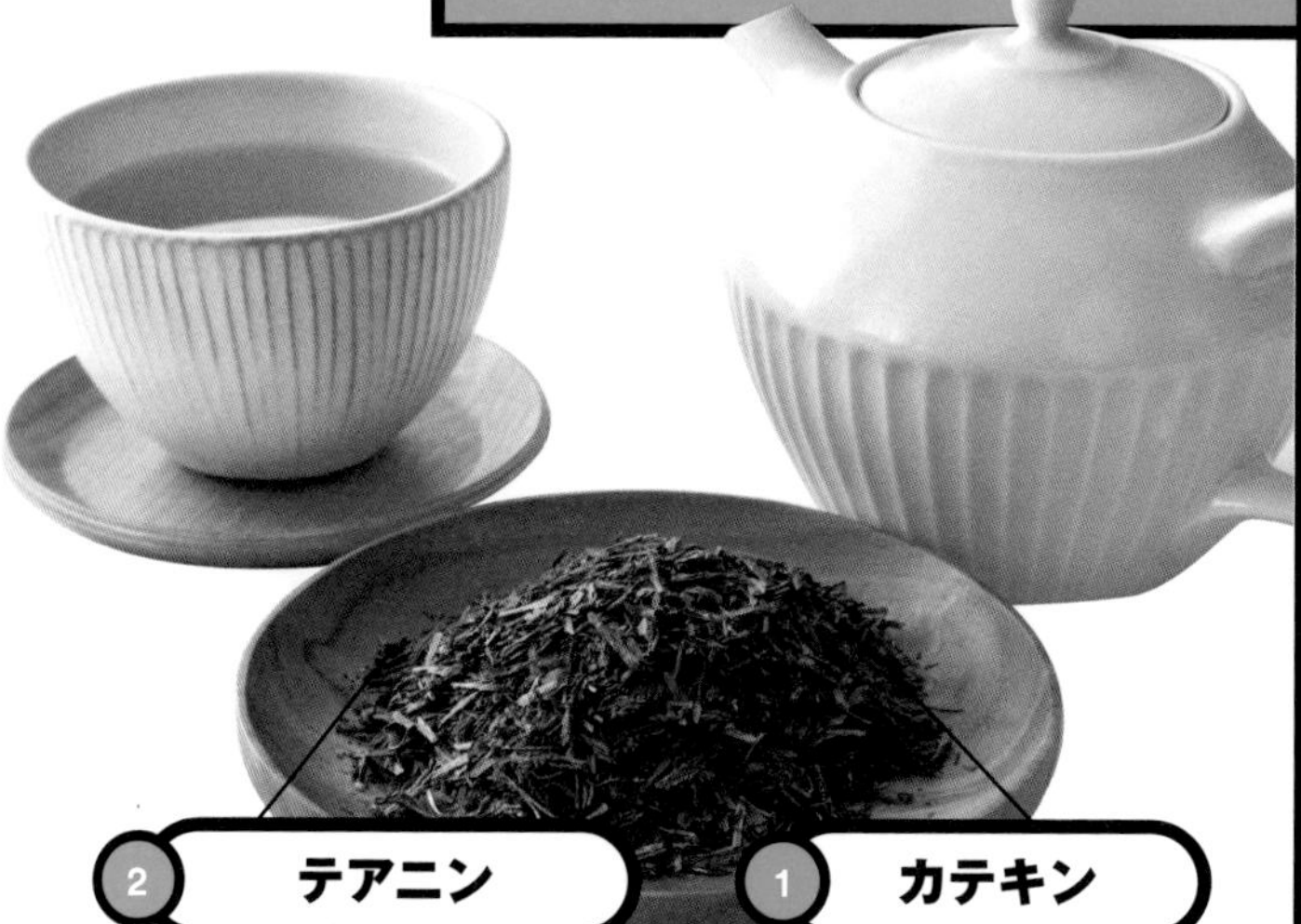

2 テアニン

アミノ酸の一種であり、リラックス作用でダイエットのストレスをやわらげるほか、血圧を安定させ体調を整え、きれいやせをサポート。

1 カテキン

ポリフェノールの一種で、糖の吸収を緩やかにして血糖値の急上昇と、脂肪の合成を抑えます。脂肪燃焼を促進させる働きも。

＼同じ茶葉でもいろいろ／（飲料100gあたり）

	玉露	煎茶	ほうじ茶	玄米茶	紅茶	ウーロン茶
タンパク質	1.3g	0.2g	微量	0	0.1g	微量
ビタミンB_2	0.11mg	0.05mg	0.02mg	0.01mg	0.01mg	0.03mg
葉酸	150mg	16mg	13 mg	3mg	3mg	2mg
ビタミンC	19mg	6mg	微量	1mg	0	0

緑茶は日本人の健康を支えてきたともいわれる健康食材。その効能は多岐にわたりますが、ダイエットにも有効なことがわかっています。緑茶の渋みのもとであるカテキンはポリフェノールの1種。糖の吸収を緩やかにし血糖値の急上昇を防ぐ作用や、脂肪の燃焼を促し、脂肪肝を防ぐ作用が期待できます。緑茶には4～

食べ方アイディア

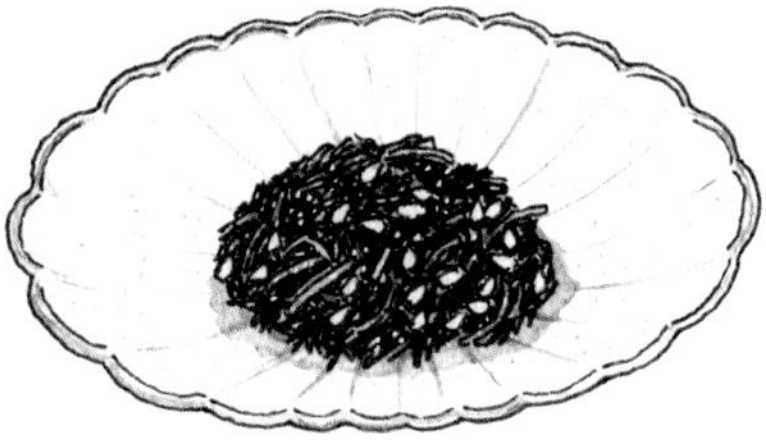

【 緑茶葉のつくだ煮 】

お茶をいれたあとの茶葉を軽くしぼり、細かく刻んでみりん、しょうゆか味噌、削り節や昆布などをまぜてさっと煮ます。じゃこ、油揚げ、にんじん、ワカメなど、好みの食材を加えても。

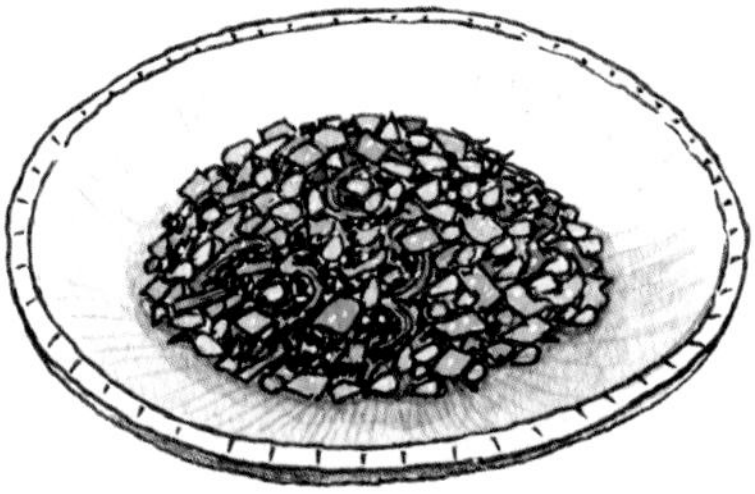

【 緑茶葉のふりかけ 】

基本的にはつくだ煮と同じ作り方で、茶葉をつくだ煮よりよくしぼり、少ない調味料で水分がなくなるまで煮詰めます。合わせる食材はごまや塩昆布、じゃこなどがおすすめ。

飲む場合のポイント

1日500㎖目安

普通に飲むだけでダイエットにいいのが緑茶です。1日に飲む目安は500㎖ペットボトル1本程度。清涼飲料水などを緑茶に変えると、それだけでカロリーオフに。

こまめに飲む

飲料としてめぐりをよくしてダイエットをサポートするお茶。やせ成分も飲んで数時間で排出されるので、こまめに飲む習慣をつけて。

濃く飲む

市販の粉末茶をとかして飲めば茶葉ごとやせ&健康成分をもれなくとれます。ペットボトルの場合も、濃いめの緑茶がおすすめです。カテキンを添加した商品も◎。

茶葉ごと食べれば、やせサポート成分をさらにムダなくとれる。市販の粉末茶を飲んでもOK

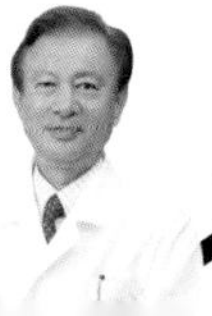

DOCTOR'S COMMENT

8種類ほどのカテキンが含まれ、総称して茶カテキンといいます。市販の「やせる緑茶」は、茶カテキンを添加し濃度を上げたもの。さらに茶葉のカフェインにも脂肪燃焼作用が。

一般的にお茶といえば茶葉の煮出し汁を飲みますが、茶葉に栄養の多くが残るため、茶葉ごと食べるとダイエットへのメリット大です。

ENTRY FOODS NO. 03

夕食前の皮ごとトマト2個

果肉と水分で食べすぎ防止&血糖値上昇を緩やかに

トマトのやせ成分

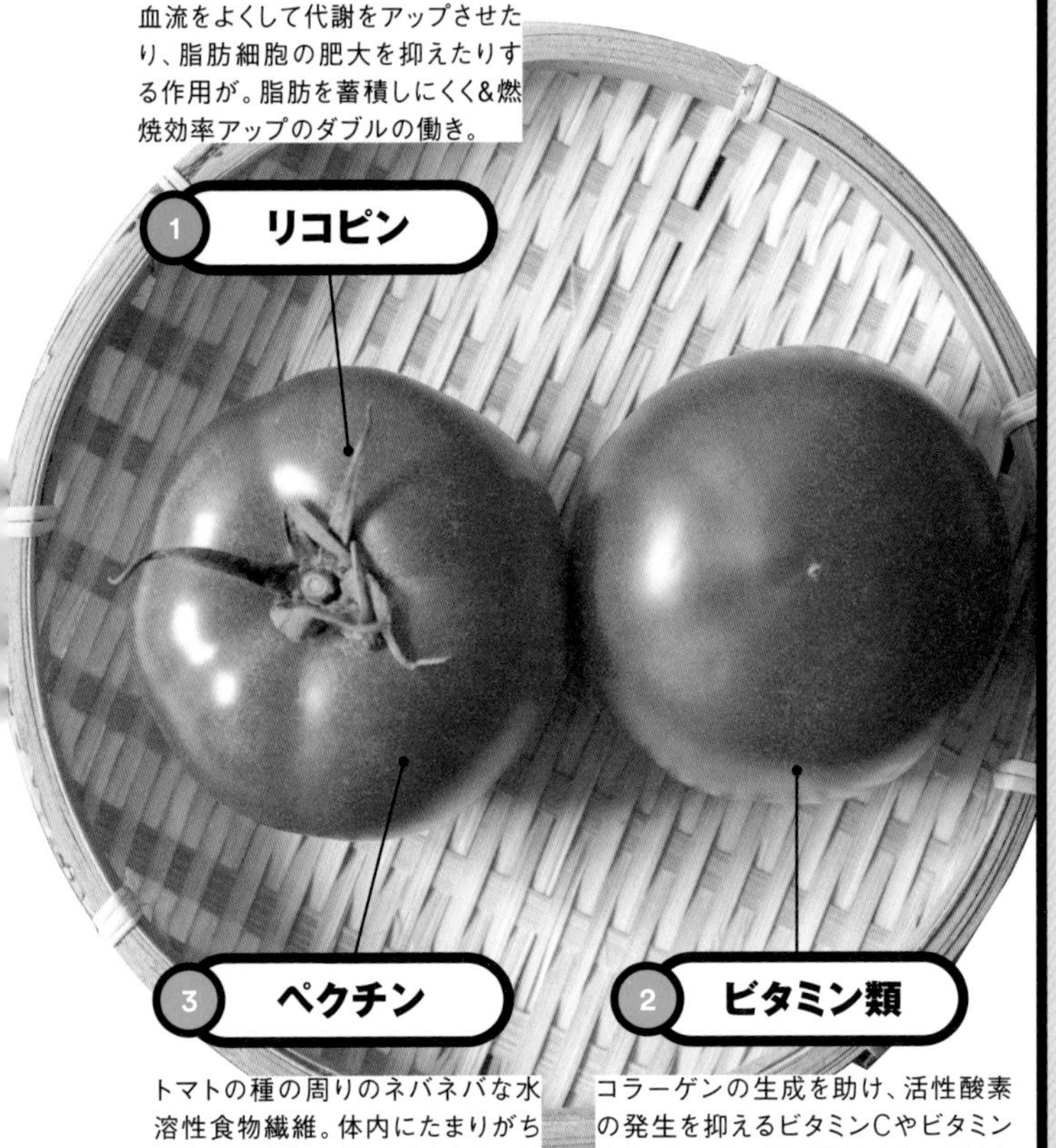

1 リコピン
血流をよくして代謝をアップさせたり、脂肪細胞の肥大を抑えたりする作用が。脂肪を蓄積しにくく&燃焼効率アップのダブルの働き。

2 ビタミン類
コラーゲンの生成を助け、活性酸素の発生を抑えるビタミンCやビタミンA(β-カロテン)が豊富です。成長ホルモンを活性化させて代謝アップも。

3 ペクチン
トマトの種の周りのネバネバな水溶性食物繊維。体内にたまりがちな老廃物を包み込み、排出させます。便秘解消にもお役立ち。

トマトは赤い成分、リコピンに血流をよくする働きがあり、代謝をアップ、糖質を効率よくエネルギーにかえ、脂肪の燃焼を助けてくれる、優秀な「やせる食べ物」。

トマトは水分をたっぷり含み、食べごたえは抜群。おすすめは食前に皮ごと2個食べる方法です。おなかを落ち着かせて食べすぎを

食べ方アイディア

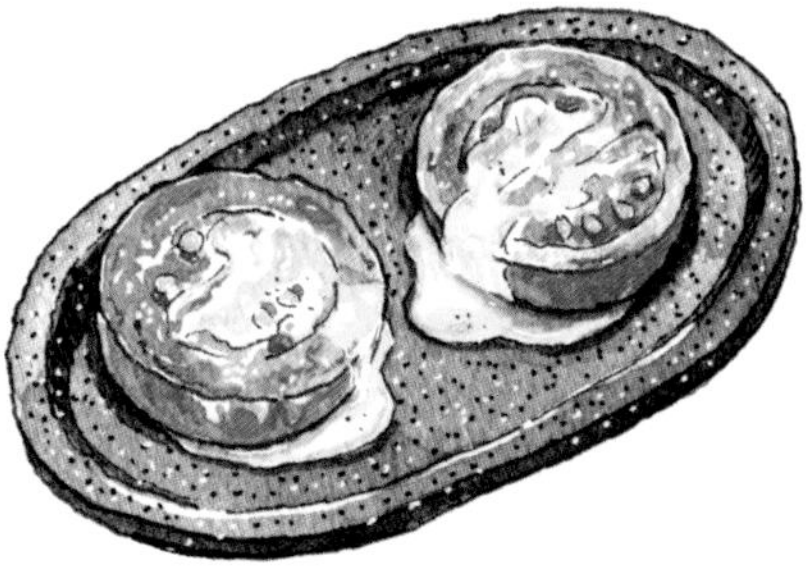

【 焼きトマト 】

トマトを切ってオリーブオイルをひいた耐熱皿に並べ、軽く塩、好みで乾燥バジルなどを振ってオーブン、魚焼きグリル、トースターなどで焼きます。フライパンで焼いてもOK。

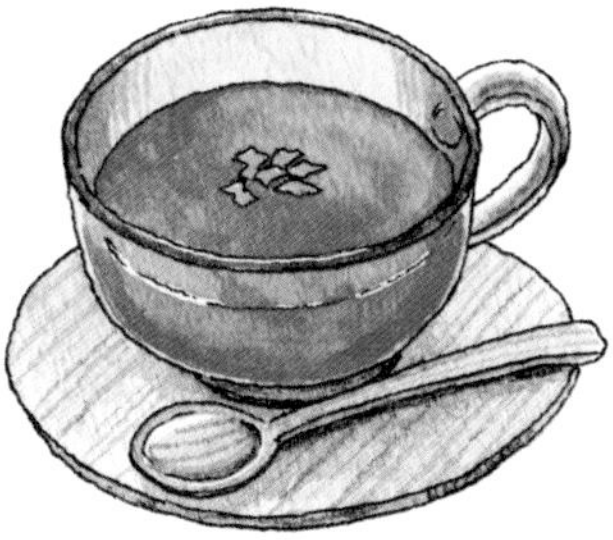

【 レンチントマトスープ 】

トマトを大きめのマグカップなどに入れ、スプーンでつぶしてコンソメのもとを振り入れ、レンジで加熱します。トマトをつぶすときにたまごを割り入れると栄養バランスも抜群に。

＼ ミニトマトにもやせ成分 ／

（100gあたり）

	トマト	ミニトマト
糖質	3.7g	5.8g
カリウム	210mg	290mg
ビタミンC	15mg	32mg
β-カロテン	540μg	960μg
食物繊維	1.0g	1.4g

1個は生のまま、1個は加熱でも

生でも加熱してもダイエットをサポートするトマト、食べ飽きないようバラエティー豊かにとりたいもの。代謝アップの栄養素は皮の部分に多く含まれるので、まるごと食べて。加熱するとリコピンの吸収率が2倍以上になります。リコピンは油と料理するのが吸収力アップのポイントです。ビタミンCは水にとけ出すので汁まで全部食べる料理もおすすめ。冷凍やトマトジュースなどでも栄養がとれます。

防ぎ、その後の食事による血糖値の急上昇も防いでくれます。2個でも60キロカロリー程度。

トマトを皮ごと2個、毎食前に食べられればベストですが、1日1回なら夕食前がおすすめ。トマトに含まれるビタミンやミネラルが夜の代謝を促し、脂肪の分解を助ける成長ホルモンを活性化するからです。

DOCTOR'S COMMENT

トマト2個で、ダイエットにもいいリコピンの推奨1日摂取量約15mgを補うことができる。

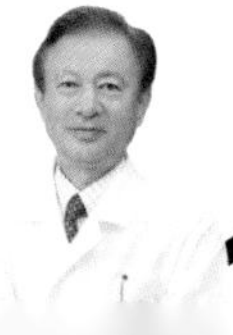

ENTRY FOODS NO. 04

朝たまご

タンパク質豊富で腹もちがよく、血糖値の上昇を抑える

たまごのやせ成分

卵黄に多く含まれ代謝アップをサポート。水と油をまぜる乳化作用でコレステロールの排出を促進させ血液の循環をよくしてくれます。

筋肉をつくるタンパク質（アミノ酸の集まり）が不足するとやせにくい体に。たまごは必須アミノ酸の9種類すべてをバランスよく含んでいます。

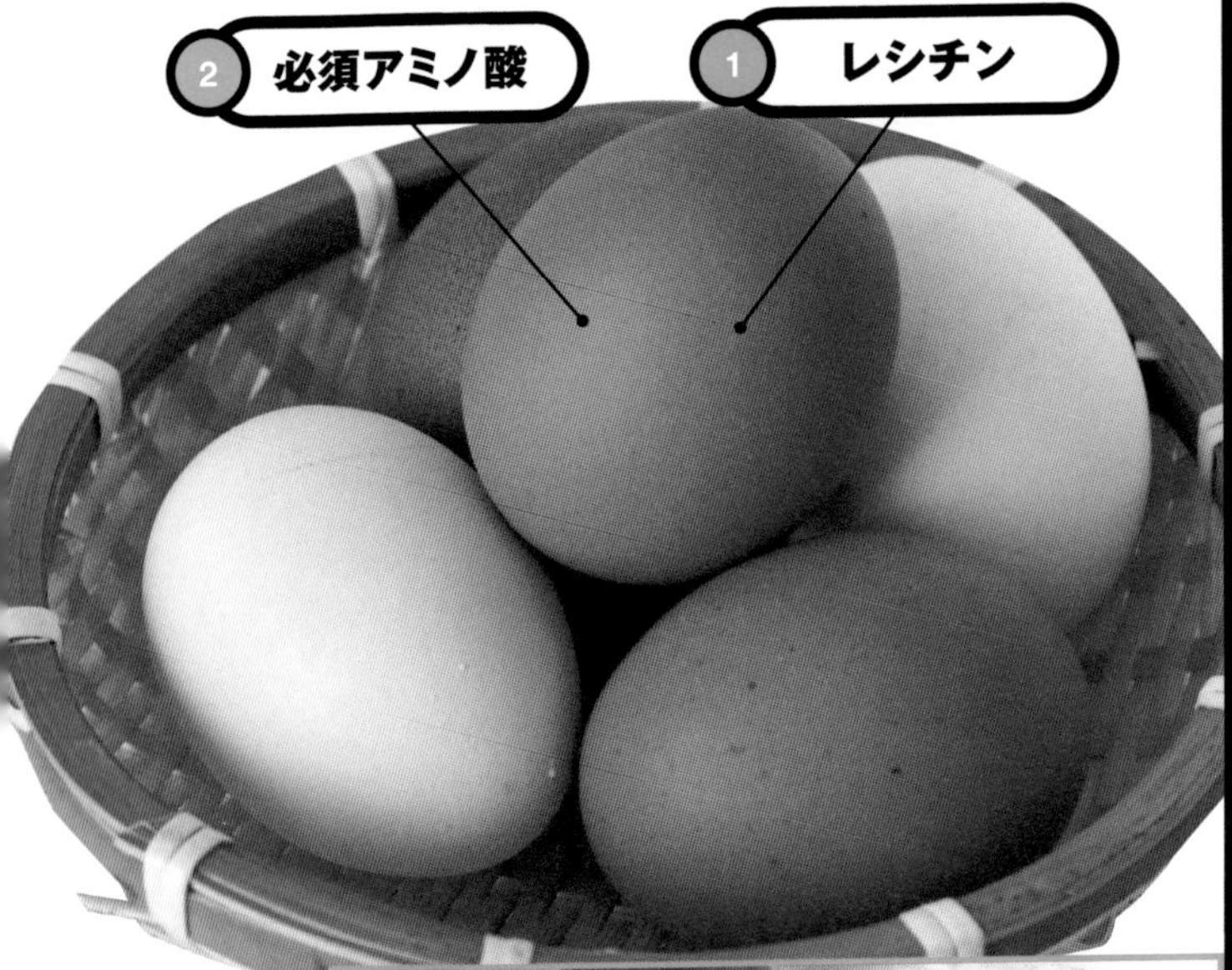

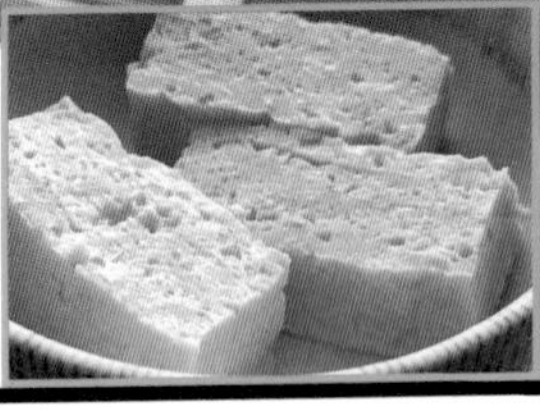

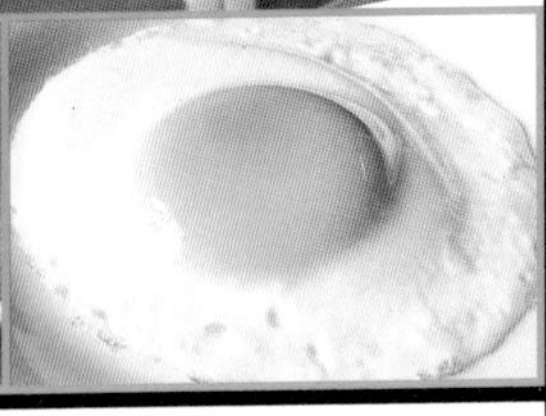

たまごは、人間に必要な栄養素のうち、食物繊維とビタミンC以外はすべて含まれる〝完全栄養食品〟。必須アミノ酸の栄養評価を示す「アミノ酸スコア」も100点満点! タンパク質が豊富で、血糖値の上昇を緩やかにしてくれるうえ、糖質も控えめ。理想的な脂肪肝を防ぐ食べ物といえます。

食べ方アイディア

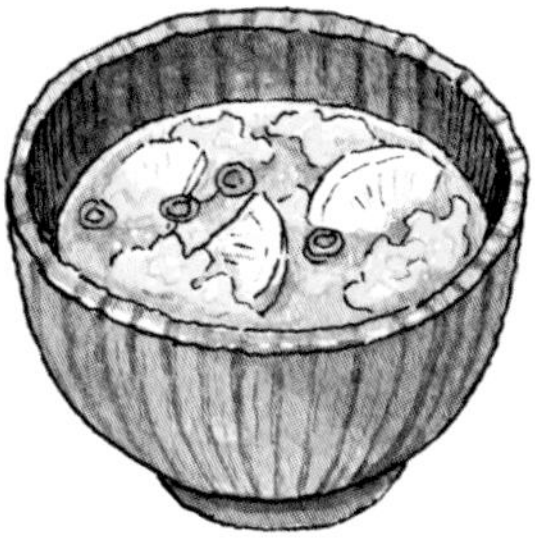

【 割り入れ味噌汁 】

朝食で手軽にとるなら、味噌汁やスープ、お吸い物などにたまごを割り入れ、ほぐして。味はまろやかになり、栄養価はぐんとアップ。ほぐさずポーチドエッグのように食べても。

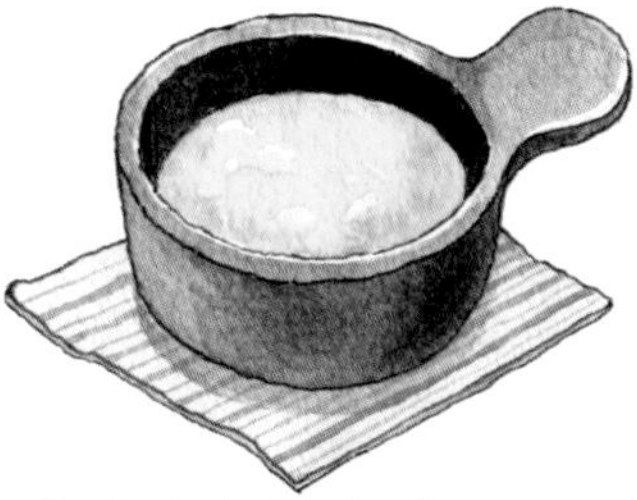

【 生のままたまごソース 】

たまごを割り、好みの調味料を加えてまぜます。マヨネーズなら洋風、しょうゆなら和風、塩・こしょうならなんにでも。肉・魚料理、サラダなどに合わせられます。

アミノ酸スコア100の食品例

たまご
牛乳
大豆
肉類(牛・豚・鶏)
アジ
イワシ

満足感ならかたゆで、消化のよさなら半熟

たまごは生でも加熱してもOK。目玉焼きや卵焼きなど完全に火を通した状態で食べると、消化に時間がかかるので満足感が続きます。生たまごも意外と消化に時間がかかるため、納豆などにかけると腹もち◎。半熟たまごや温泉たまごは消化がよく、胃腸の調子がもうひとつでも食べやすい。加熱の度合いにもバリエーションをつけて活用を。

朝に食べたい理由は、日中の血糖値の急上昇を抑えられるため。腹もちがよく食べすぎを抑えられるのもメリット。時間をかけずにとれるのも朝食向きでしょう。

昔はコレステロール対策のため1日1個までといわれていましたが、その後の研究で2〜3個食べても問題ないことがわかっています。

DOCTOR'S COMMENT

タンパク質が豊富で血糖値上昇を抑えるダイエット応援食材。ご飯に生たまごは朝食向き。

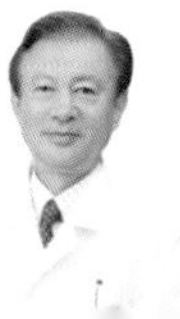

ENTRY FOODS NO. 05

夜のあえ納豆

ナットウキナーゼで、寝ている間に腸を整える

納豆のやせ成分

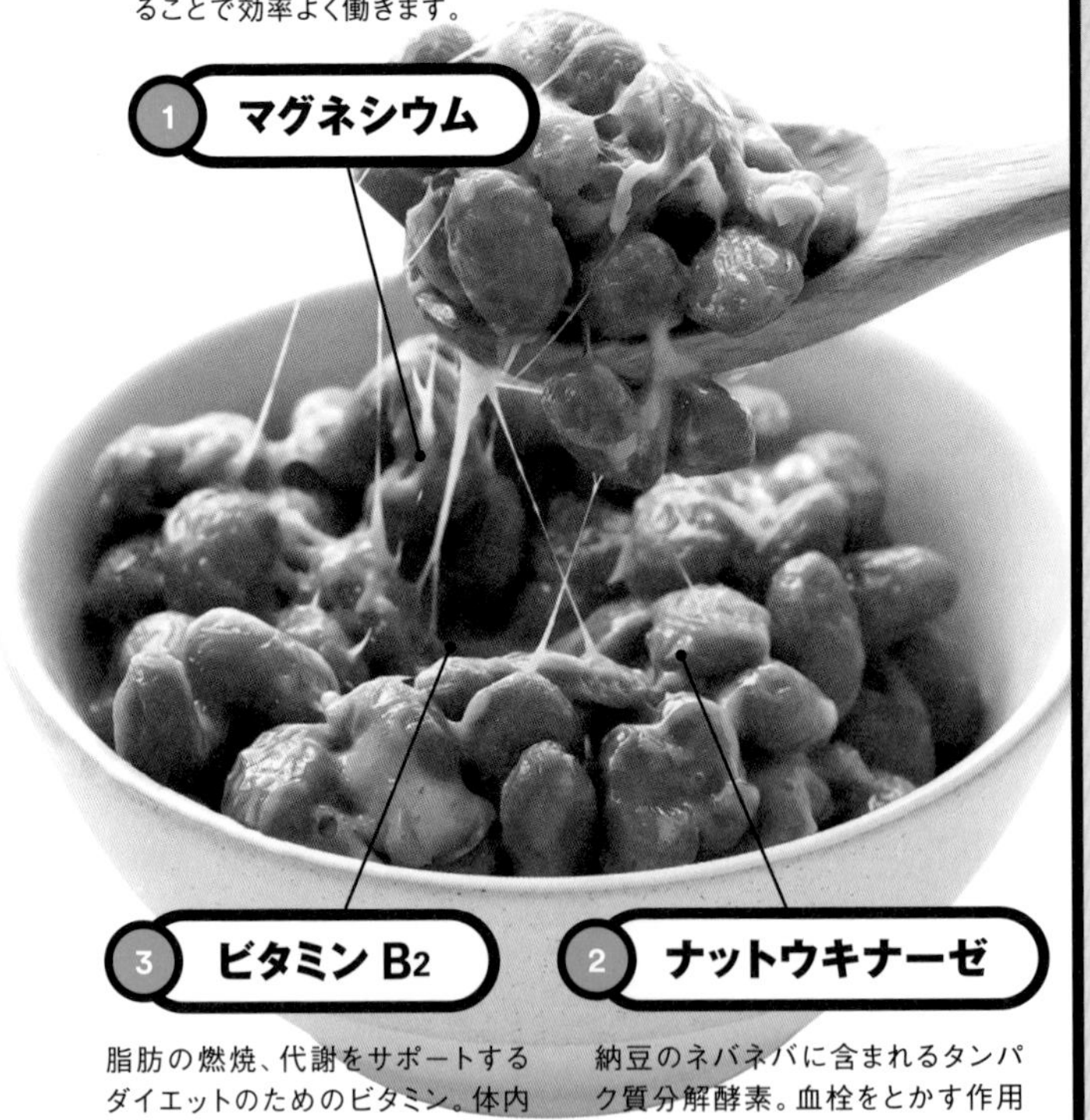

1 マグネシウム

基礎代謝を上げる作用があり、体脂肪の燃焼を助けます。ミネラルなのでさまざまな栄養素と協力することで効率よく働きます。

2 ナットウキナーゼ

納豆のネバネバに含まれるタンパク質分解酵素。血栓をとかす作用でコレステロールを低下させて、健康、美容、めぐりに貢献します。

3 ビタミンB_2

脂肪の燃焼、代謝をサポートするダイエットのためのビタミン。体内にためておくことができないため、毎日とりたい栄養素です。

蒸し大豆を発酵させた納豆は、良質なタンパク質を豊富に含みながら、低脂肪、低カロリーの「やせる食べ物」。発酵の力で大豆のままよりもタンパク質の吸収がよく、脂肪燃焼を活発にしてくれます。タンパク質は筋肉を増やすのに欠かせない成分であり、筋肉が増えることでカロリーを効率よく消費する、

食べ方アイディア

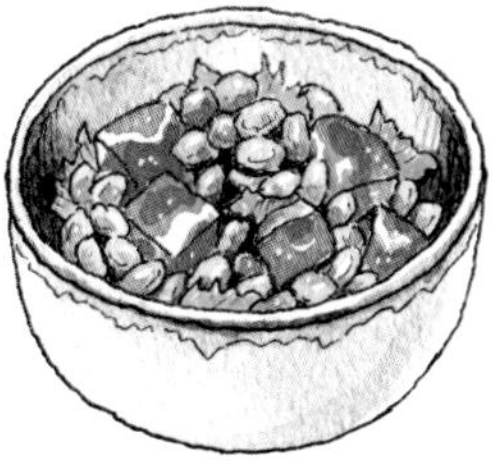

【トマト青じそあえ】

ざく切りにしたトマトに、よくかきまぜた納豆、ちぎったしそを投入。しょうゆ、塩、ポン酢（果糖の含まれないもの）など好みの味つけで。

【キャベツあえ】

せん切りキャベツに納豆を合わせてよくかきまぜます。からし酢味噌、からしマヨ、ラー油ポン酢、ごま油しょうゆなど、好みの調味料をいろいろ組み合わせて。

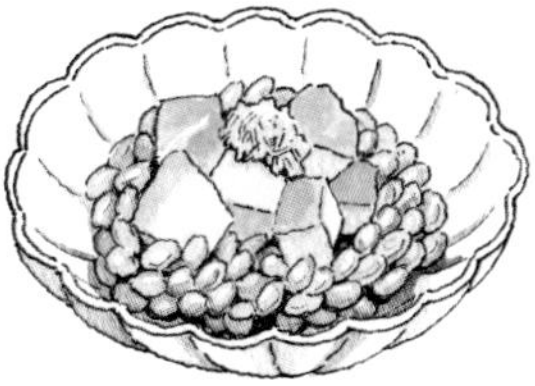

【アボカドしょうがあえ】

一口大に切ったアボカドと納豆を合わせ、おろししょうがと麺つゆをかけます。わさびやオリーブオイルのちょい足しもおすすめ。

納豆の栄養成分

（100gあたり）

糖質	2.6g
タンパク質	16.5g
脂質	10g
ビタミンB_2	0.3mg
食物繊維	9.5g
カロリー	184kcal

常温がベスト

加熱すると作用が弱まるやせサポート成分もあるため、常温で食べるのが効率よし。熱を加えると食べやすくなりアレンジも広がるので、生が苦手な人は料理して食べても。

プラス酢の効果

酢をプラスするとやせサポート成分はそのままに、ねばりとにおいが抑えられます。味わいがまろやかになり、納豆が苦手な人も比較的食べやすいはず。

やせやすい体になります。

成長ホルモンの活動を促進する作用もあり、体をイキイキさせることでめぐりのよさや代謝を保つ働きも期待できます。成長ホルモンが生み出されるのは夜中なので、夕食時に食べるのがより効果的。さらには腸内環境を整えることで、ダイエット効率アップや、おなかぽっこりの解消も。

ダイエット、健康、美容にいい成分が凝縮された発酵食品は、食事の最初の1品に習慣づけて。

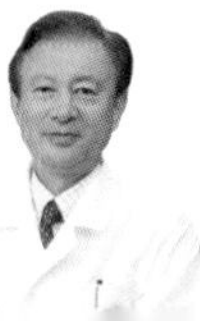

DOCTOR'S COMMENT

ENTRY FOODS NO. 06

かみかみ赤身牛肉

L-カルニチンで脂肪燃焼、噛んで満腹感をアップ

赤身牛肉のやせ成分

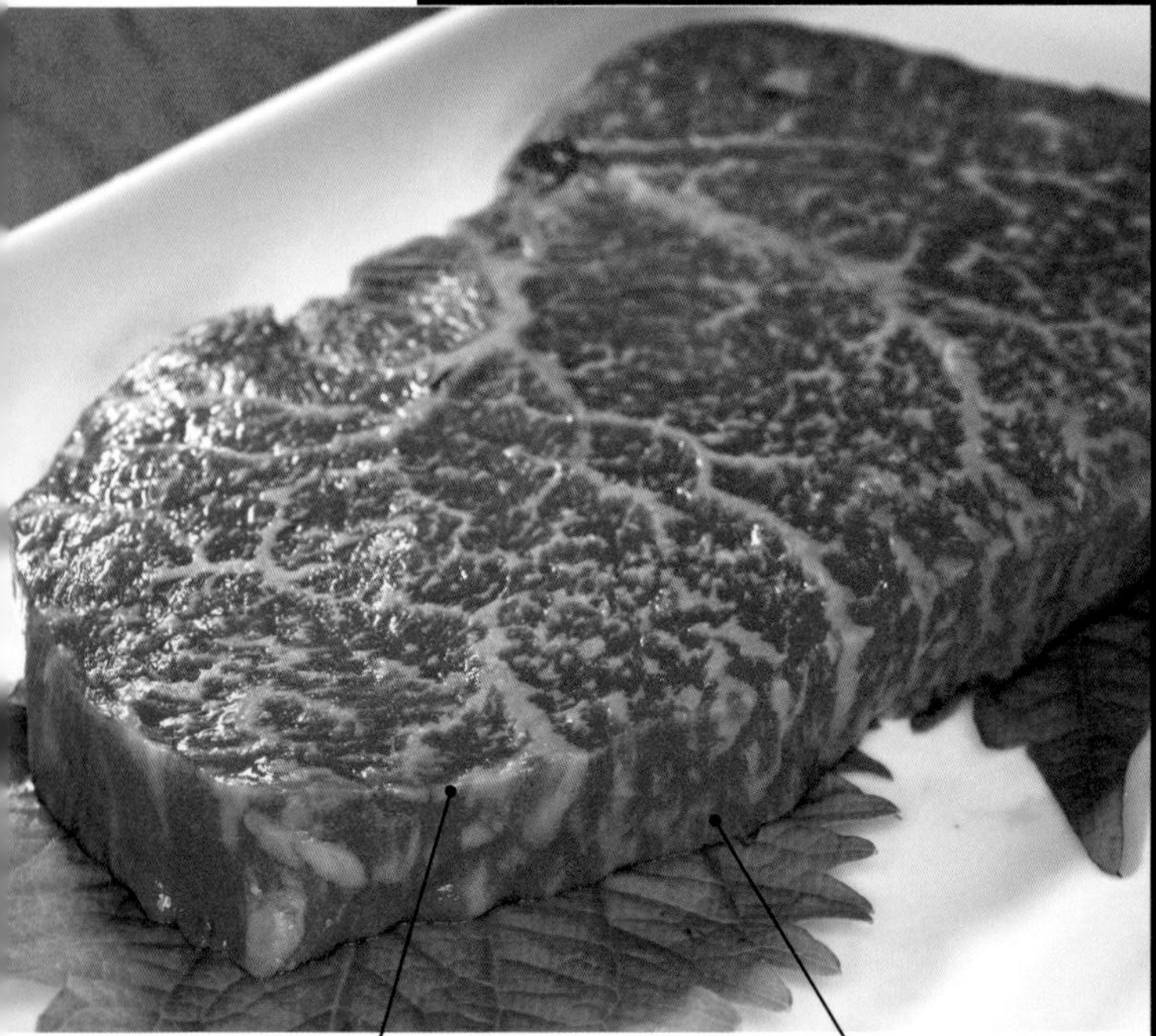

1 L-カルニチン

肝臓で合成される、脂質の代謝に不可欠なアミノ酸。分解した脂肪酸を、エネルギーを生成するミトコンドリアに運ぶ役割を果たします。

2 鉄

不足すると基礎代謝の低下を招き、ダイエットの効果も出にくくなります。特に女性は不足しがちなので、意識的に摂取したい栄養素。

やせ体質になるためには筋肉が欠かせません。筋肉のもととなるタンパク質が豊富な食材といえば肉類。なかでも赤身牛肉は、肝脂肪の蓄積を防ぎ、脂肪の燃焼を促進するL-カルニチンをたっぷり含む「やせる食べ物」。鉄分も豊富なため、血液のスムーズな流れをサポートして基礎代謝をアップ、むくみも予防します。

食べ方アイディア

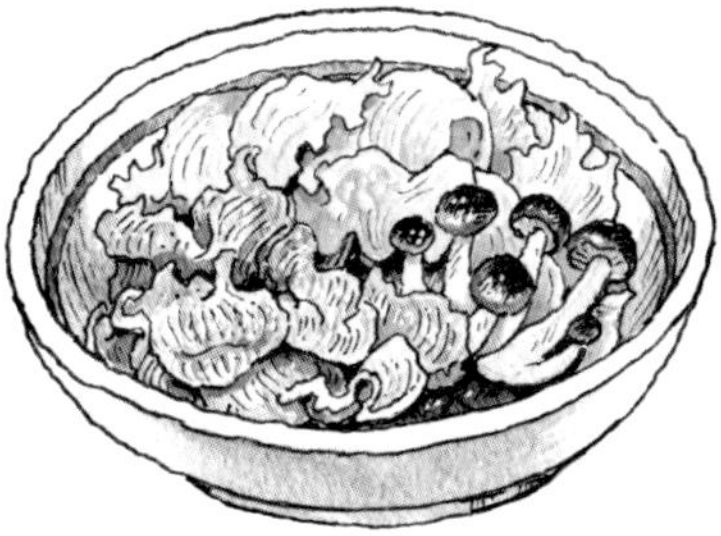

【 残り野菜で牛すき煮風 】

厚めに切った噛みごたえのある牛赤身肉でやせ力アップ。好みの野菜と、しょうゆ、少量のみりんか麺つゆで煮ます。豆腐やこんにゃく、たまごを加えるとさらに良質なダイエット食に。

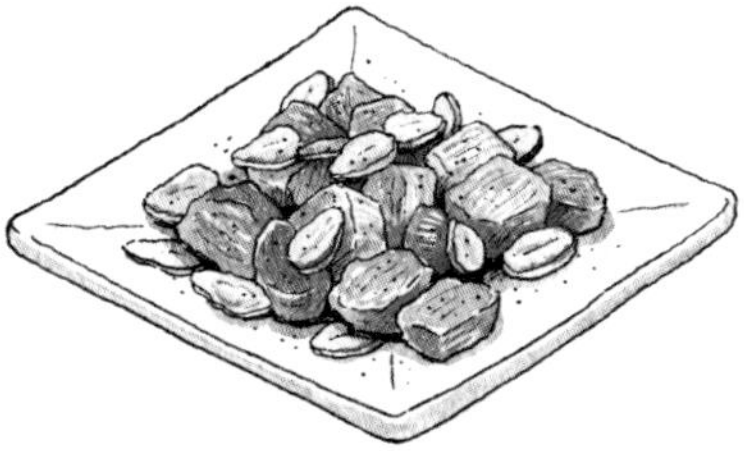

【 薬味たっぷりコロコロステーキ 】

一口大の牛肉をさっと焼いてから酒を振り、ふたをして蒸し焼きに。大根おろし、刻みねぎ、おろししょうがなど、薬味をたっぷり添えてやせ栄養をプラスして。

＼ 牛肉とジャーキー ／

（100gあたり）

	肩赤身	もも赤身	ジャーキー
糖質	0.3g	0.6g	6.4g
タンパク質	20.2g	21.3g	54.8g
脂質	12.2g	10.7g	7.8g
カロリー	183kcal	176kcal	304kcal

原型に近い状態で食べる

やせ効果を考えるとひき肉よりも噛みごたえのあるかたまり肉を。咀嚼の満腹感に加え、噛むことや消化でエネルギー消費がアップ。顔の周りのたるみ予防にも。

ビーフジャーキーも

赤身牛肉が原料のものが多く、それ以外でもアミノ酸たっぷり。噛みごたえも抜群、満足感もあるビーフジャーキーはダイエット中にもおすすめ。

DOCTOR'S COMMENT

野菜と一緒にバランスよく食べれば赤身牛肉のやせ効果がさらにアップ。運動も加えると筋肉もつきやすい。

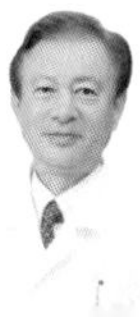

赤身牛肉を食べるなら、ステーキやローストビーフなどがおすすめ。肉はかたまりで食べるとやせ効果が高まります。かたまり肉は噛む回数が多くなり、満腹感を得やすくなって食べすぎ防止になるからです。噛むことで吸収もよくなり、エネルギー不足による間食欲求や、甘いものを欲する気持ちを抑制します。

ENTRY FOODS NO. 07

ちょい足しすりごま

めぐりをよくする成分を、すってまるごと吸収

脂質が多めのごまですが、実はダイエットの味方にもなる良質な脂質。ミネラル、ビタミンEなど、体内の酸化を防ぐ栄養素の相乗効果でやせパワーを発揮してくれます。これらの栄養素のチームワークで体内の老廃物の排出をサポートし、循環をよくして代謝アップを助ける作用も期待大。普段の料理に手軽にプラスで

すりごまのやせ成分

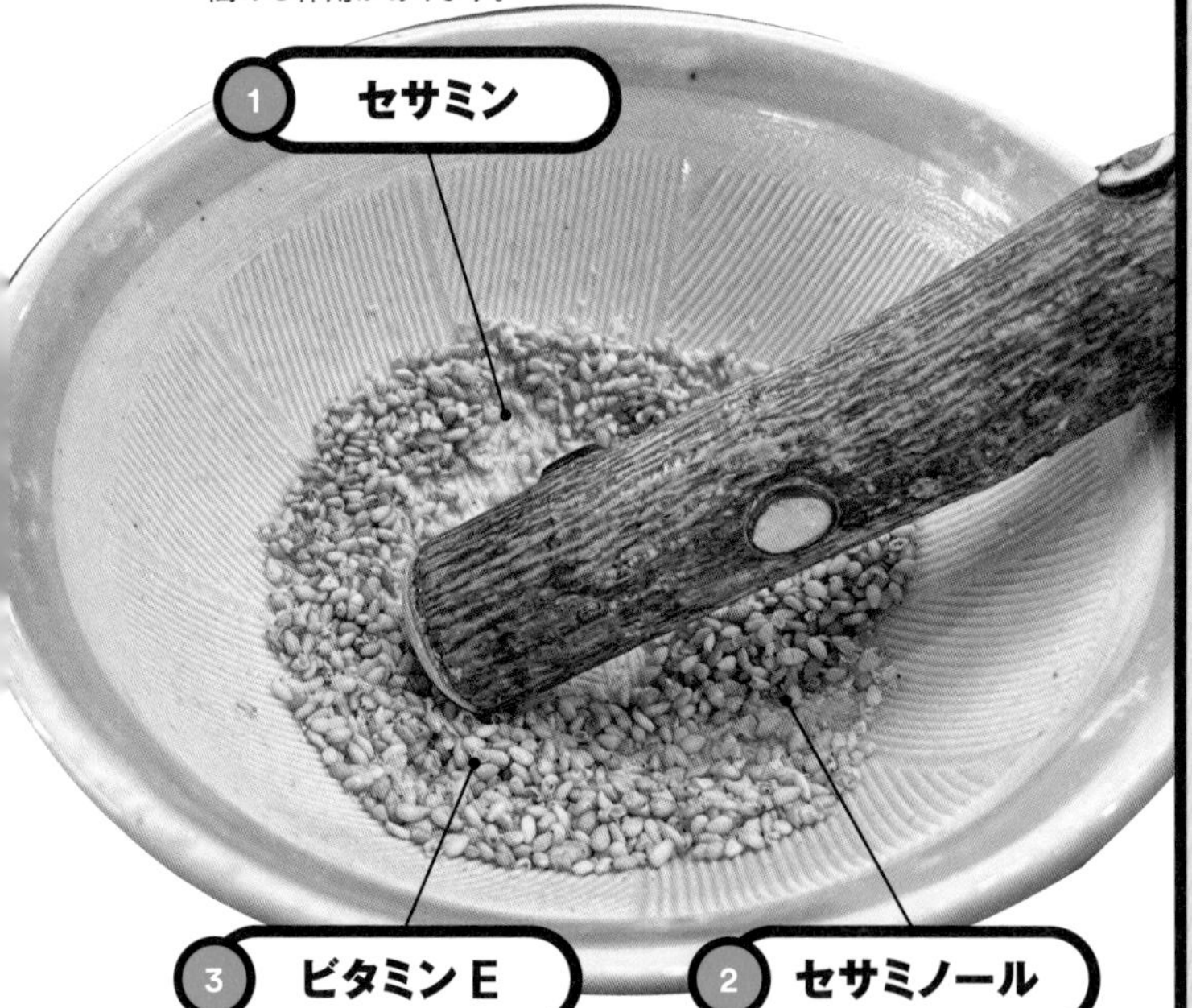

1 セサミン

ゴマグリナンの主要な成分で、ごま特有の栄養素のひとつ。抗酸化作用や肝臓の代謝酵素の働きを高める作用があります。

2 セサミノール

強い抗酸化作用で体を正常に保つサポートをします。体内に入って腸内細菌の酵素と交わることで作用を発揮する栄養素。

3 ビタミンE

強い抗酸化作用のほか、血行改善の作用もあり、全身のめぐりを助けて、むくみの解消や脂肪のため込み抑制も期待できます。

食べ方アイディア

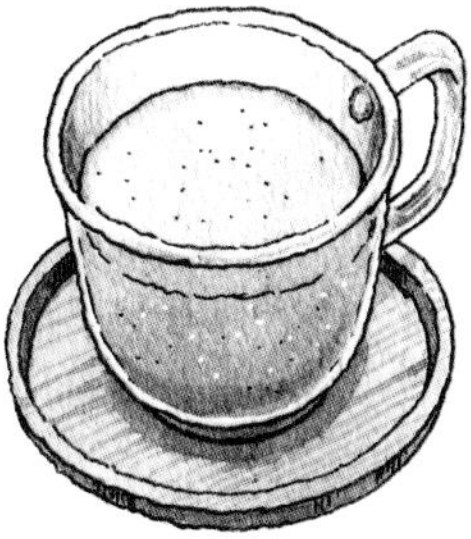

【 ごま豆乳 】

豆乳にすりごまを加えてまぜればホットでもアイスでも香ばしい飲み物に。麺つゆや味噌で味つけして好みの肉や野菜を煮れば、手軽なごま豆乳鍋に。体をあたため、さらにめぐりアップ。

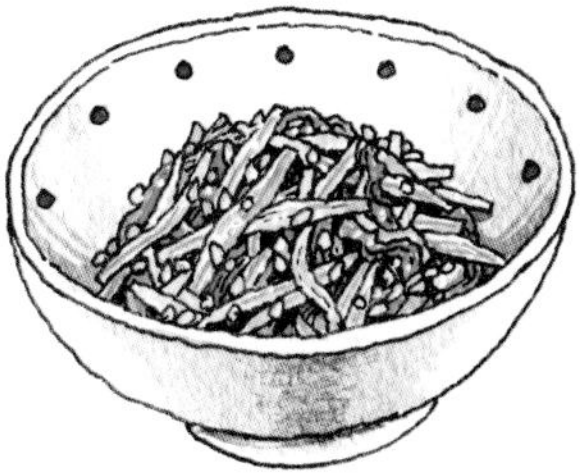

【 ふりかけごまあえ 】

すりごまと味噌をまぜ合わせ、野菜をあえればビタミンも補給でき、キレイやせをサポート。一般的な青菜のほか、ゆでた薄切りゴーヤーとコーンや、レンチンにんじんなどもおすすめ。

\ いろいろごまの栄養成分 /

（100gあたり）

	乾ごま	いりごま	ねりごま
糖質	5.7g	5.9g	4.4g
タンパク質	19.8g	20.3g	19g
脂質	53.8g	54.2g	61g
食物繊維	10.8g	12.6g	11.2g
カロリー	604kcal	605kcal	646kcal

すりごま常備がおすすめ

ごまは殻がかたく、殻ごと食べると栄養素をほとんど吸収できません。また、ゴマグリナンは加熱することで抗酸化作用がアップ。炒ってするという手間により、やせ作用も栄養素も有効活用できます。まとめて炒り、すっておくか、市販のすりごまを常備して手軽に振りかけて食べましょう。

き、風味をアップしてくれるのも魅力です。

なかでも豊富に含まれる栄養素のゴマグリナンは、ポリフェノールの一種。肝機能の改善、コレステロールの減少、脂質代謝の促進など、ダイエットに取り入れたい要素がいろいろ。健康のためにも、吸収のよいすりごまを毎日食べるのがおすすめです。

DOCTOR'S COMMENT

肝臓の負担をやわらげ、肝機能の改善をサポートするから、お疲れぎみの人やダイエッターは積極的な摂取を。

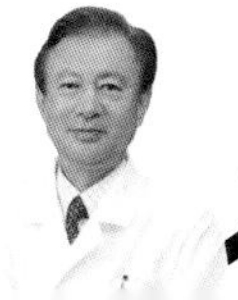

ENTRY FOODS NO. 08

酢じめ切り干し

乾かして栄養を凝縮し、酢でしめて吸収アップ

切り干しのやせ成分

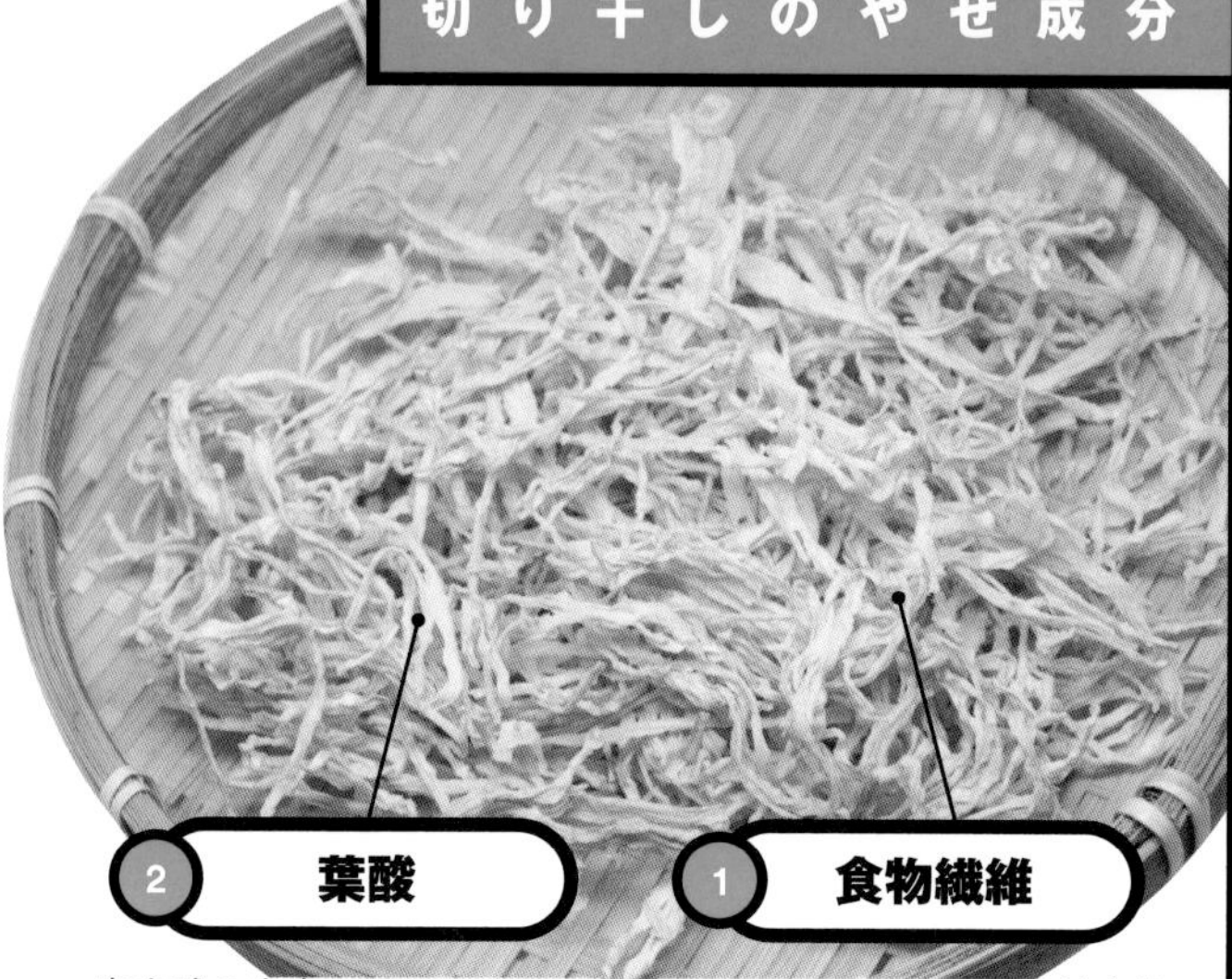

2 葉酸

赤血球の生産に関わるビタミンで、タンパク質の生合成を促進すること、正常な代謝を助けることなどでダイエットをサポートします。

1 食物繊維

切り干し大根に多い不溶性食物繊維は便秘解消作用が大。栄養素の吸収を緩やかにして血糖値の急上昇を抑える水溶性食物繊維も。

干すと栄養アップ

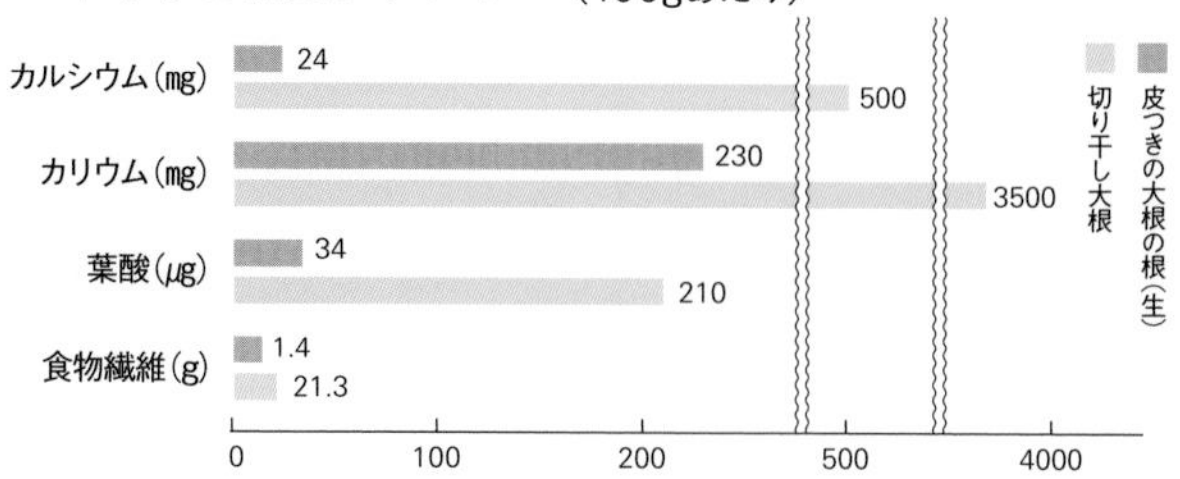

(100gあたり)
カルシウム(mg)
24
500
カリウム(mg)
230
3500
葉酸(μg)
34
210
食物繊維(g)
1.4
21.3
0
100
200
500
4000
皮つきの大根の根(生)
切り干し大根

野菜は干すことで水分が飛び、同じ量の中に栄養素が凝縮されます。大根に豊富な消化酵素やミネラル分も、切り干し大根にすることでぎゅっと詰まって効率的に摂取することができます。消化酵素が脂質や糖分などを分解し、代謝を促すビタミンB群が、分解された脂質や糖分の排出を促進。豊富な食物繊維も、便通をよ

食べ方アイディア

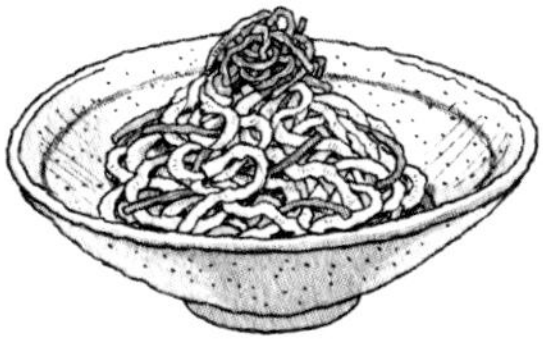

【 干しなます 】

切り干し大根をぬるま湯でもどし、しぼって食べやすい長さに切ります。にんじんはせん切りに。塩少々に酢とみりんを合わせた液に漬けます。

【 三杯酢漬け 】

もどした切り干し大根を塩、酢、少量の砂糖、しょうゆの三杯酢に漬け、唐辛子を加えて燃焼をサポート。酢はやや多めがおすすめ。

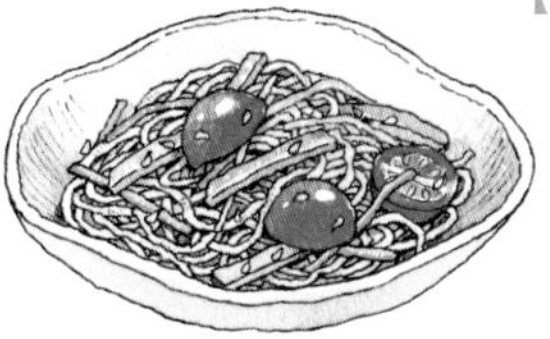

【 コールスロー 】

もどした切り干し大根、きゅうりのせん切り、トマトやハムなどをマヨネーズと酢、麺つゆであえれば食物繊維たっぷりのコールスローに。

ほかの野菜もちょい干しでやせサポート

切り方ポイント

干した野菜は噛む回数が増え、満足感がアップ。薄く細く切ると乾きが速く噛みごたえのある食感に。厚めや太めに切ると、もどして食べるときにやわらかな食感で食べごたえがあります。

干し方ポイント

ざるや段ボールの上に重ならないように広げて、風通しのよい場所に。外干しが難しい場合、冷蔵庫やエアコンで乾燥した室内で。

保存ポイント

市販品のようにしっかり乾燥させなくても冷蔵庫に保存すればOK。長期保存の場合は小分けにして冷凍するといいでしょう。

くすることで体内の老廃物や余分な脂肪などの排出をサポートしてくれます。

酢と一緒に摂取すると吸収が高まるカルシウムやミネラル分も豊富なので、酢を使った食べ方がよりおすすめ。酢にも内臓脂肪を減らす作用があるのでダイエットとおなかすっきり、内臓脂肪減少の相乗効果が望めます。

やせ&健康サポート作用はかなりのもの。常備しやすく便利な食材なので好みのアレンジをいろいろ見つけよう。

DOCTOR'S COMMENT

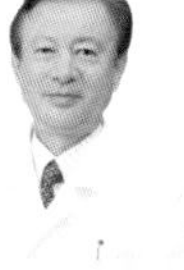

ENTRY FOODS NO. 09

すりおろしきゅうり

脂肪吸収を抑える作用が、するとより活性化

脂肪を分解する酵素や、むくみを予防するミネラルなど、やせ作用のある栄養素を含め、さまざまな栄養素を含むきゅうり。ただし水分が多いために、きゅうりだけで多くの量の栄養素をとるのは難しい。そのため、相乗効果のある調味料や食材と組み合わせて効果的に食事に取り入れたいもの。抗酸化作用の高いごま

きゅうりのやせ成分

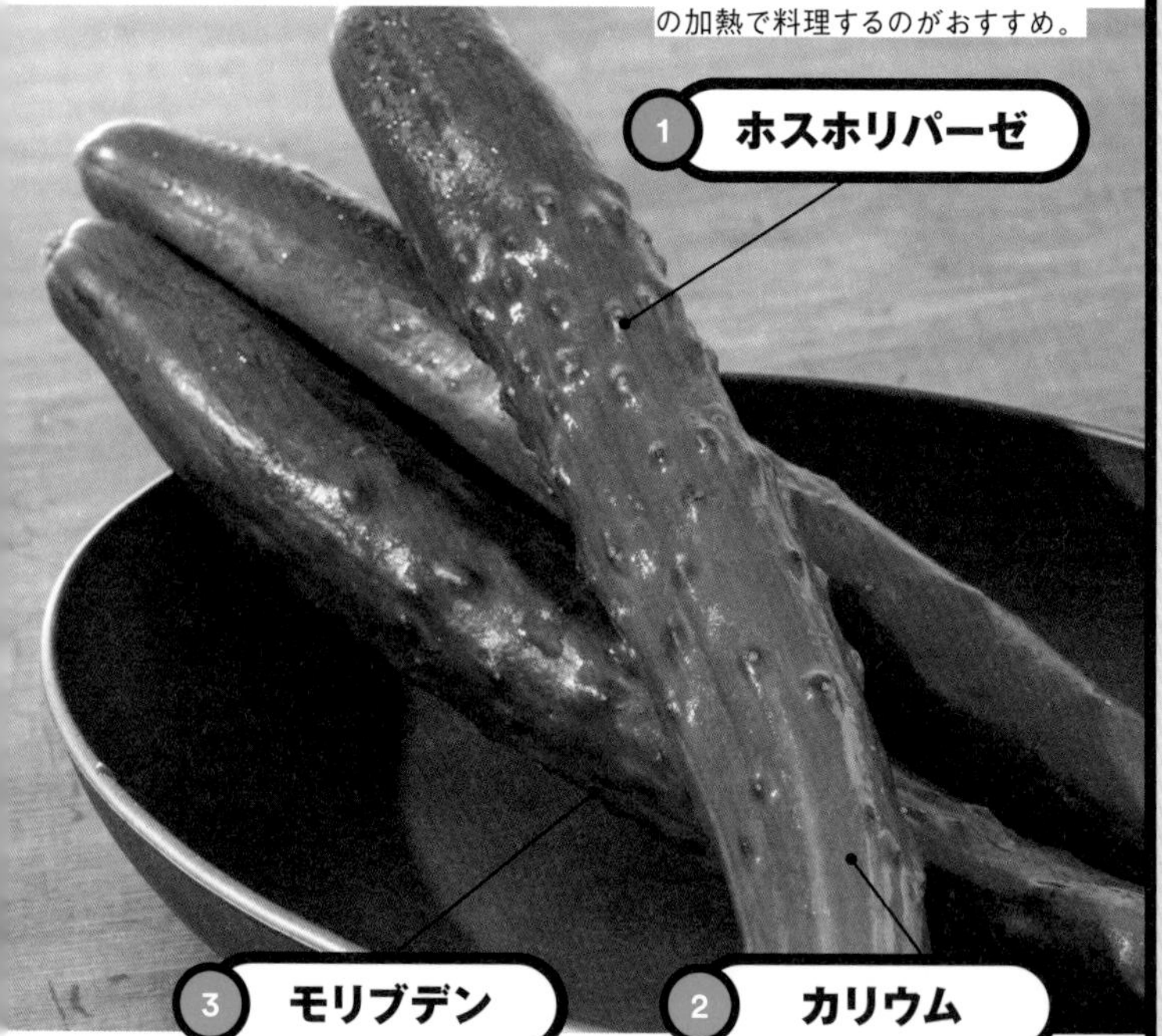

1 ホスホリパーゼ

脂肪の分解を促進する酵素の一種。熱に弱い性質があるので、きゅうりを加熱して食べるときは、軽めの加熱で料理するのがおすすめ。

2 カリウム

必須ミネラルのひとつ。余分な塩分を排出する効果があるため、むくみを予防・解消して体内のめぐりを健やかにします。

3 モリブデン

肝臓や腎臓にあるミネラル。体内の代謝がスムーズに行われるためのサポートをする補酵素の役割を果たします。

食べ方アイディア

\ すりおろして /

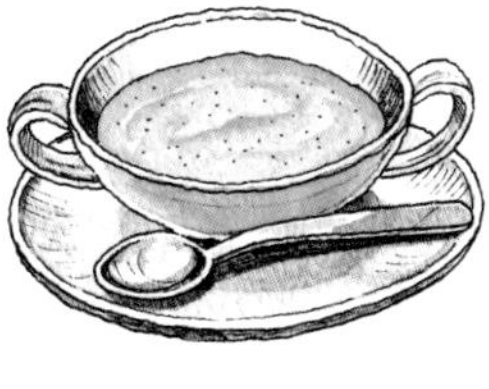

【スープに】

すりおろしたきゅうりとにんにくをヨーグルト（無糖）に入れてまぜて塩、こしょう、水を加えます。好みでオリーブオイルを回しかけて。

【薬味に】

すりおろしきゅうりを肉、魚料理にプラスしてやせ献立に。刻んだみょうがやしそ、ねぎ、大根おろしなどを合わせれば薬味でボリュームアップ。

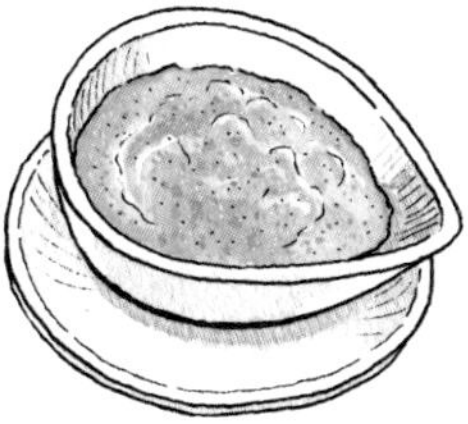

【ソースに】

すりおろしきゅうりにオリーブオイルやごま油、酢、塩、こしょうをまぜれば脂肪をためないソースに。好みで味噌やマヨネーズなどを加えても。

\ きゅうりの栄養成分 /

（100gあたり）

	生きゅうり	ぬか漬け	ピクルス
糖質	1.9g	4.7g	1.1g
カリウム	200mg	610mg	11mg
ビタミンC	14mg	22mg	0
食物繊維	1.1g	1.5g	1.4g
カロリー	13kcal	28kcal	13kcal

さっと加熱で主役級

加熱すると、やせサポート成分であるビタミンCが壊れてしまうと思われがちですが、ビタミンCは熱に弱いわけではなく水にとけやすいだけ。さっと炒めると代謝を助けるビタミンAの吸収率がアップしたり、ビタミンCの流出が防げるなどのメリットあり。加熱してもかさが減りにくいので、おかずの一品としてダイエット中の献立に役立ちます。

油や、ビタミンCの吸収を助ける酢、一緒にとるとビタミンの吸収をよくする玉ねぎなどは相性◎でやせ力をアップさせてくれます。

特に注目のやせサポート成分は、ホスホリパーゼ。脂肪の代謝を促進し、たまった脂肪を分解して排出させてくれます。すりおろすことで細胞が壊れて酵素の働きが活性化します。

各種ビタミン類のほか、希少なミネラルも含んで健康的かつ効率的にダイエットをサポートしてくれる。

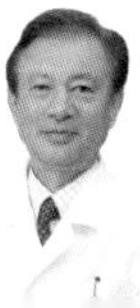

DOCTOR'S COMMENT

ENTRY FOODS NO. 10

たっぷりイカ

活力アップのタウリンで体イキイキ代謝促進

イカのやせ成分

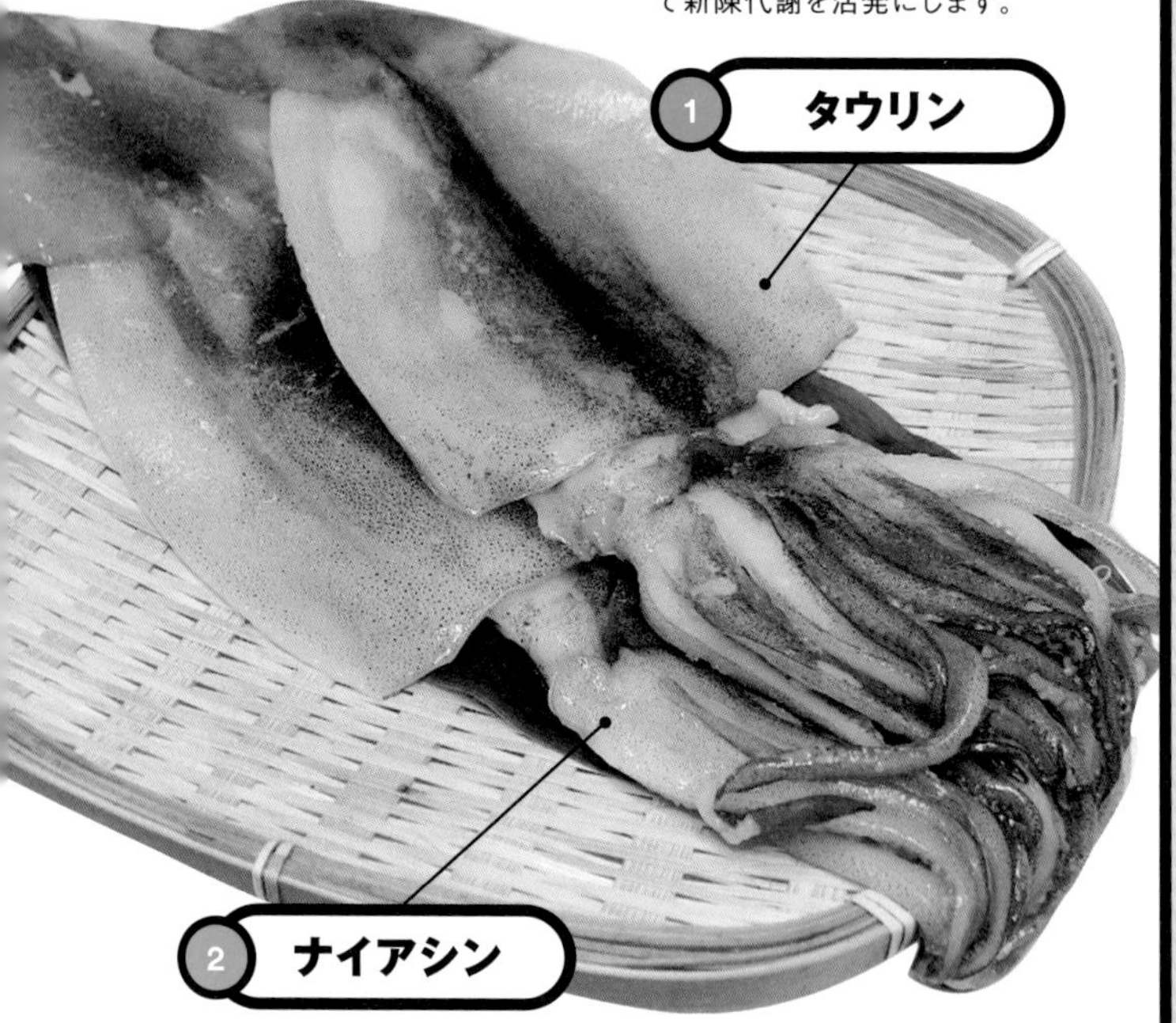

1 タウリン

脂肪の分解、肝機能のサポートに加え、血液中の悪玉コレステロールに働きかけ、血液循環を改善して新陳代謝を活発にします。

2 ナイアシン

ビタミンB群の一種であり、体内でのエネルギー生成に必要な酵素の働きをサポート。代謝をアップして脂肪燃焼を促進する作用も。

生から加熱調理まで、和風、洋風、中華と献立のバリエーションが幅広く、うまみや食べごたえもあるイカはダイエット中でもしっかり食べてＯＫ。タンパク質を豊富に含み、正常な新陳代謝をサポートしてくれます。食事制限をしているときにも、普段の食生活で不足しがちな栄養素を補い、スタミナを落とさずダイエ

食べ方アイディア

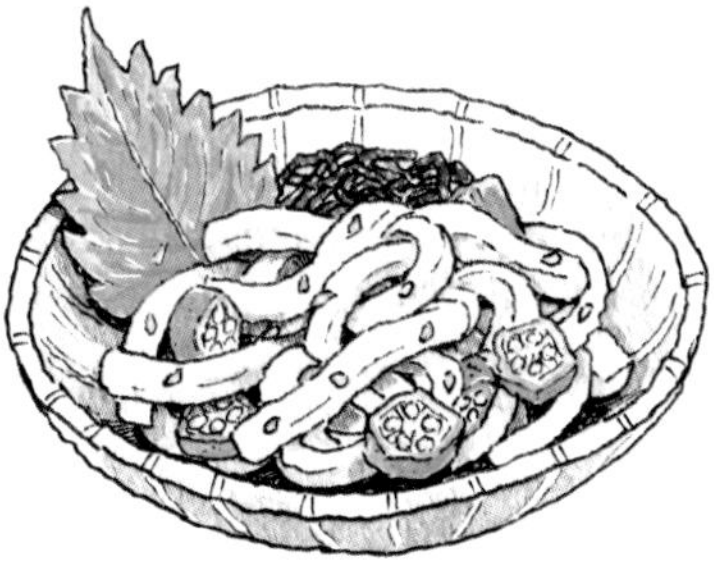

【 あえイカ 】

イカの身を細切りにして、ワカメ、オクラ、きゅうり、しそなど好みの野菜とあえ、しょうゆや麺つゆ、酢をかけます。わさびを添えれば消化を助け、脂肪の排出促進作用も。

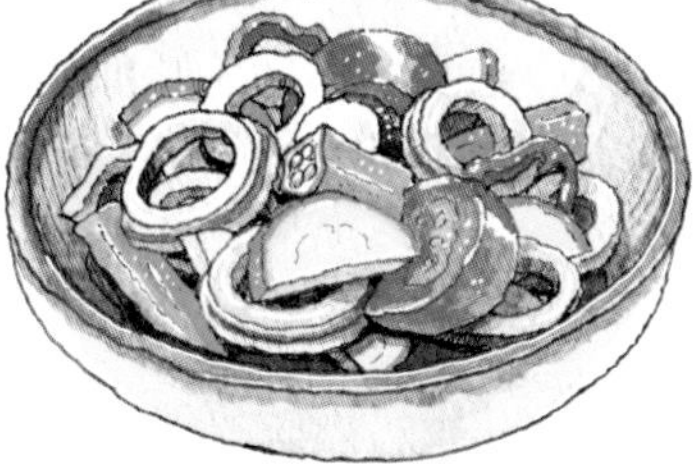

【 イカと野菜の炒め物 】

イカの身を輪切りにし、足は食べやすく切ります。玉ねぎ、トマトなど好みの野菜を切り、フライパンで炒めてから蒸し焼きに。塩&こしょう、酒&しょうゆのほか、焼き肉のたれも合います。

スルメイカの栄養成分

（100gあたり）

	生スルメイカ	スルメ（干）
糖質	0.1g	0.4g
タンパク質	17.9g	69.2g
脂質	0.8g	4.3g
ナイアシン	4㎎	14㎎
カルシウム	11㎎	43㎎
カロリー	76㎉	304㎉

スルメは量に注意

イカの栄養素が手軽にとれるスルメ（干しイカ）もダイエットに適した食べ物。うまみが強くよく噛んで食べるので満足感につながります。ダイエット中のおやつにスルメはいいのですが、生のイカと比べて干している分、栄養成分が凝縮。食べすぎに注意して、よく噛んで食べましょう。

ットするための「やせる食べ物」。

なかでも豊富な栄養素がタウリン。栄養ドリンク剤の成分としておなじみになっているほど、スタミナアップを補助する成分です。肝臓の機能を正常に保つ作用があるほか、脂肪の分解を促進して脂肪量を減少させることもわかっています。

健康やせや、体イキイキのための栄養成分がバランスよく含まれながら、低カロリー。安心して食べられる。

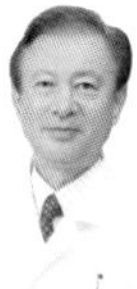

DOCTOR'S COMMENT

ENTRY FOODS NO. 11

食前に生オクラ

余分なものを体外へオフ。糖質の吸収もカット

オクラのやせ成分

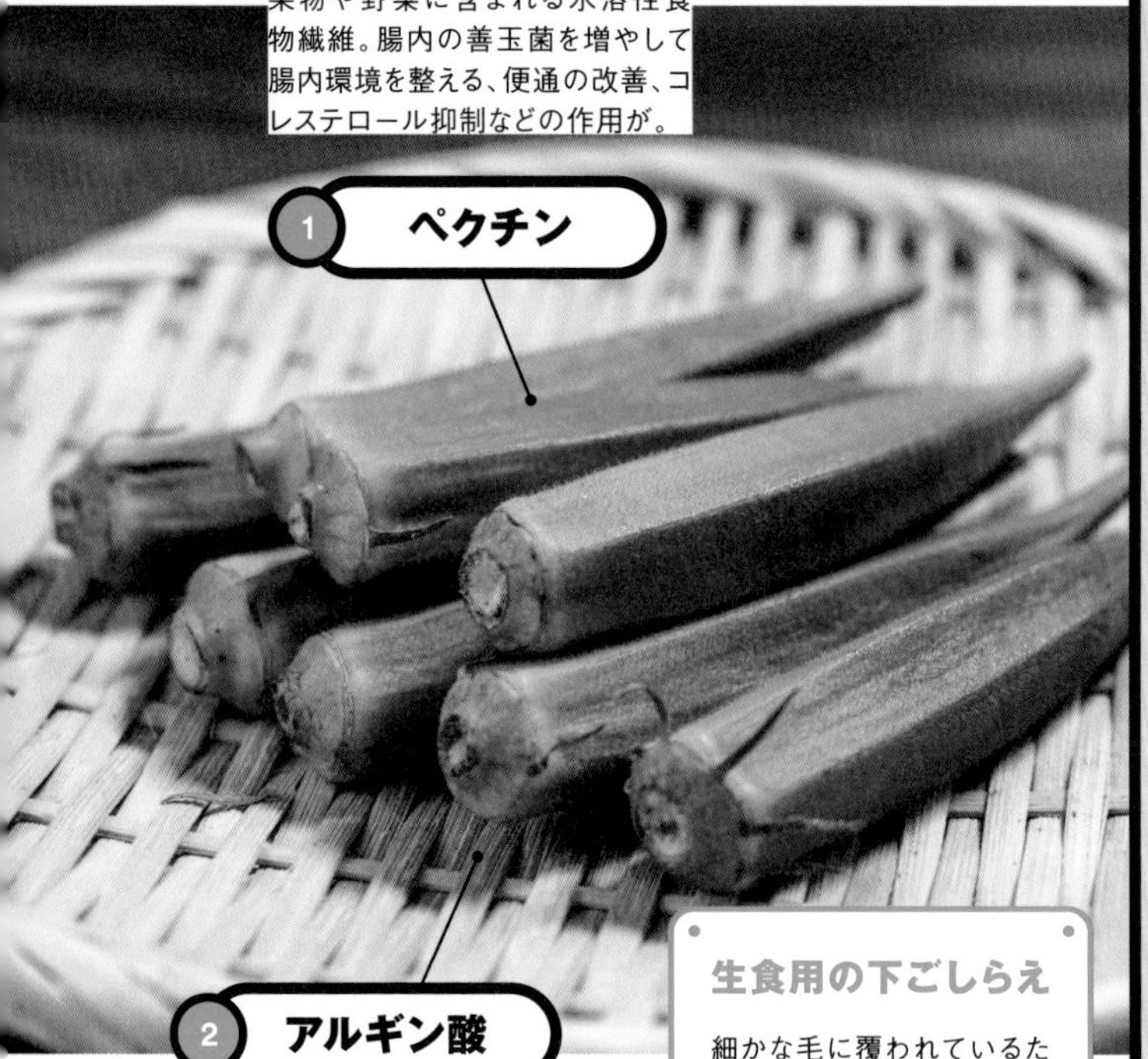

1 ペクチン

果物や野菜に含まれる水溶性食物繊維。腸内の善玉菌を増やして腸内環境を整える、便通の改善、コレステロール抑制などの作用が。

2 アルギン酸

ネバネバのもとになる成分で、体内の毒素の排出を助け、新陳代謝を活発に。腸内環境を整えてメタボを抑制する効果の報告もあります。

生食用の下ごしらえ

細かな毛に覆われているため、生食で気になる場合は塩をまぶしてまな板にのせ、手で押しながらゴロゴロ転がします。

ネバネバ食感が特徴のオクラは、水溶性食物繊維の一種、ペクチンを豊富に含んでいます。ペクチンは糖質の吸収を抑えて血糖値の急上昇を防ぐため、食事の最初に食べると◎。おなかの中でふくらむ作用もあるため、満腹感を持続させてくれます。また、カリウムが体内の余分な水分や塩分の排出を助けることで、む

食べ方アイディア

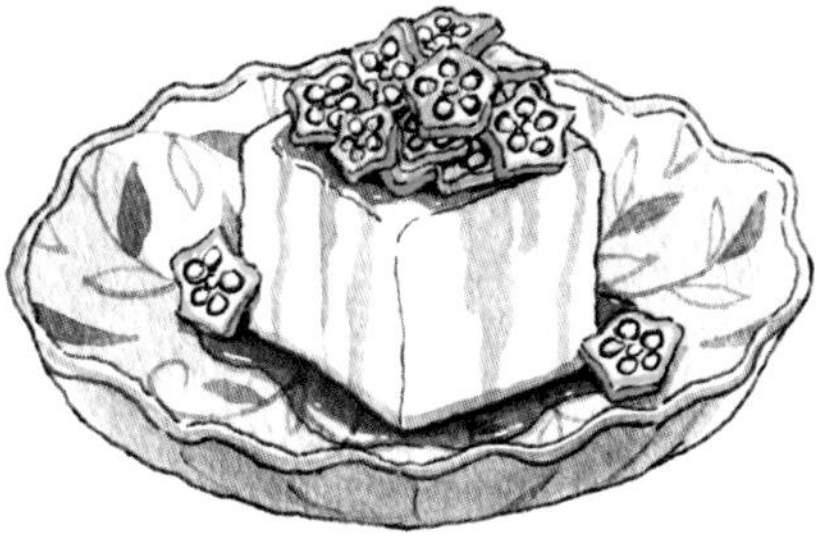

【 生オクラトッピング 】

生オクラを細い輪切りか細かい乱切りにして、ねぎのように薬味やトッピングに。納豆や酢の物、麺類のほか、いろいろ使えます。削り節と一緒にトッピングするのもおすすめ。

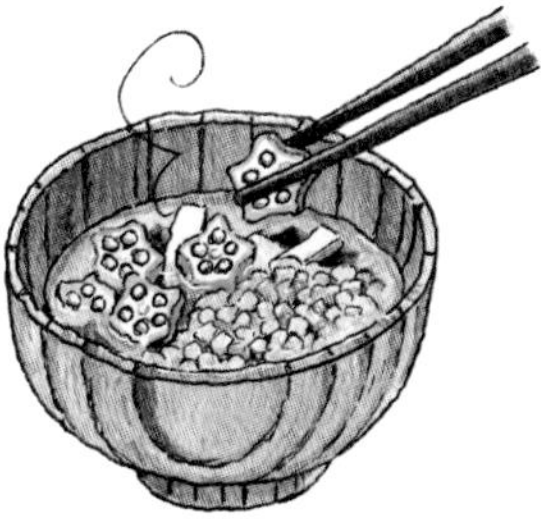

【 ネバネバ味噌汁 】

だしをひと煮立ちさせ、ひきわり納豆と味噌、輪切りにした生オクラを加えます。あたたかさが続くネバネバ味噌汁で、ダイエットに欠かせないタンパク質を補給しながら余分なものを排出。

組み合わせて効果大

長いも

ネバネバ食材と合わせて食べることで、水溶性食物繊維やアルギン酸の摂取が増えて腸内環境の改善や血糖値の急上昇の抑制パワーがアップします。

海藻

海藻の多くにはアルギン酸がたっぷり含まれています。ミネラルや食物繊維などのやせ成分も豊富で、やせ効果を高め合うことが期待できます。

トマト

ともに血流改善効果があるため、代謝の促進パワーがアップ。トマトの脂肪燃焼作用との相乗効果で、ダイエットを力強くあと押ししてくれます。

くみを予防、解消する作用も。カルシウムやβ-カロテンといった、体調を整える栄養成分は健康やせをサポートしてくれます。

刻んで生で食べたり、味噌汁で食べてから食事を始めて。加熱するなら短時間でさっと。ゆでるよりも蒸しやレンチンしたほうが栄養素を効率的にとり入れられます。

まずオクラを
食べることで
速やかに空腹を
落ち着かせ、糖質の
吸収や体内の
余分なものをオフ。

DOCTOR'S COMMENT

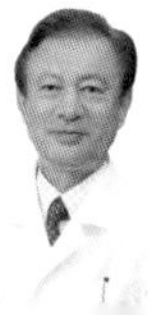

ENTRY FOODS NO. 12

かさ増し刻みこんにゃく

なんにでもプラスして腸内環境を整える

100gの糖質が0.1gという代表的な低糖質食品。豊富な食物繊維が脂肪の吸収をブロックし、便通も改善してくれる頼もしい「やせる食べ物」です。一般的なこんにゃくは90%以上が水分で、残りの多くを占めるのが主成分のグルコマンナン。水溶性食物繊維であるグルコマンナンは水分を吸収してふくらむため、腹も

こんにゃくのやせ成分

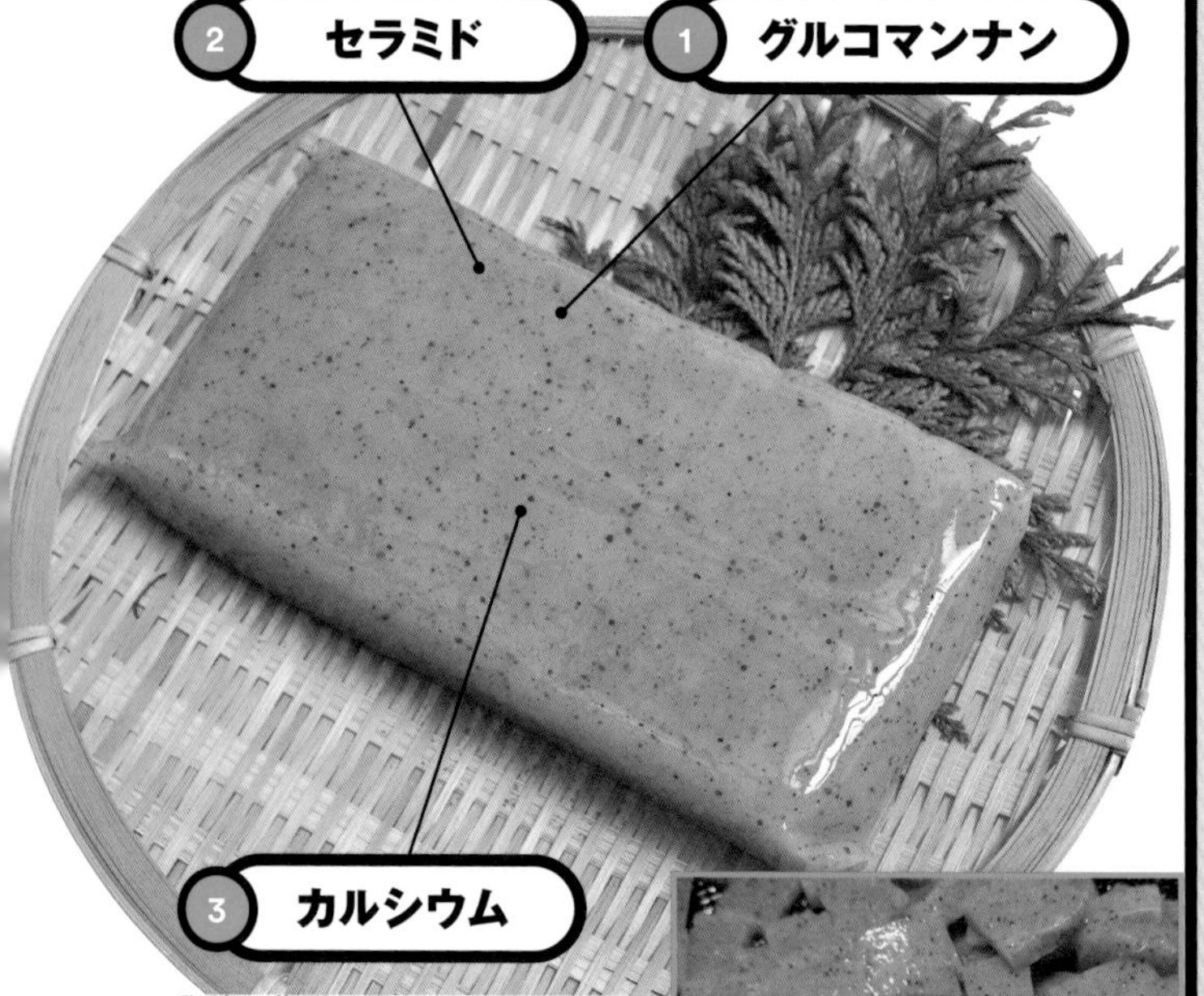

1 グルコマンナン

水分を含むと膨張。体内での消化は遅く、腸内の善玉菌のエサになって善玉菌を増やすサポートを。血糖値の急上昇を抑制する作用も。

2 セラミド

角層内で潤いを保つ成分として知られます。細胞を活性化させることが体のめぐりのよさにもつながり、健やかなダイエットをサポート。

3 カルシウム

脂肪の代謝に関わるため、不足すると脂肪をため込みやすい体に。不足は血流を悪くする一因にもなり、めぐりにくさにもつながります。

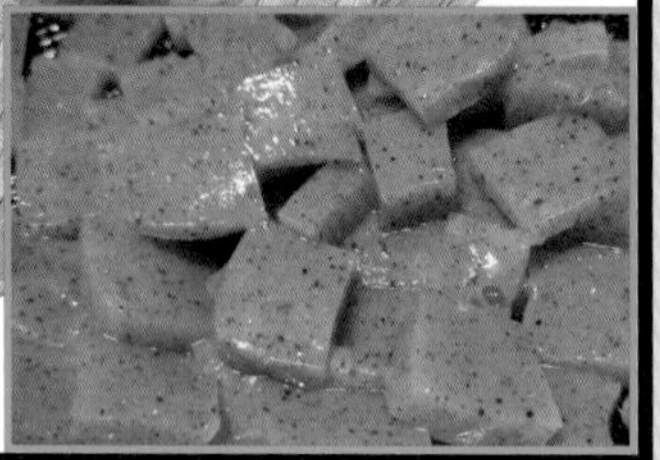

食べ方アイディア

＼刻んでプラス／

【カレー】

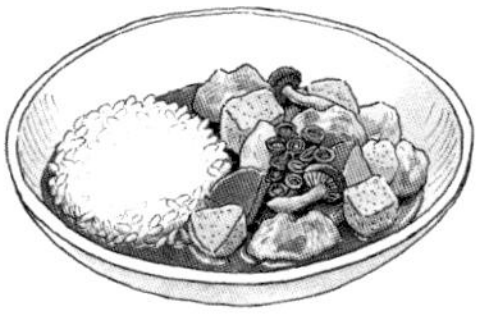

好みの大きさに刻んだこんにゃくを、野菜と一緒にカレーの具として入れるだけで食べごたえがアップして腸活にも◎。

【炊き込みご飯】

米粒のように小さく刻んで具と一緒に調理。お米のようでもあり、具のようでもあり、弾力食感が楽しい低カロリーな炊き込みご飯に。

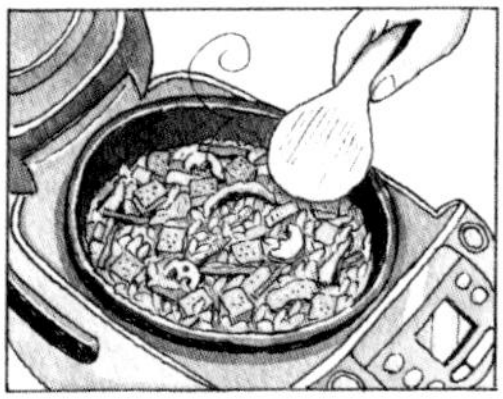

【肉団子】

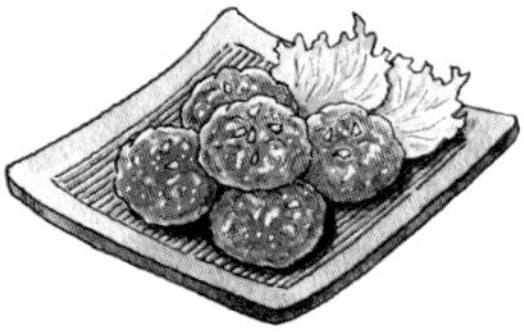

小さく刻んだこんにゃくをひき肉に加えて、一緒にこねて団子を作れば、ボリュームと満足感がアップ。

＼それぞれ使える／

糸こんにゃく

麺のかわりにツルツルと

玉こんにゃく

＋黒蜜やきな粉でデザートがわり

噛む回数を意識

噛みごたえや食べごたえはあるものの、特に小さく刻むとツルツルと飲み込んでしまいがち。噛むことは満足感や代謝促進につながるので、よく噛んで食べましょう。

水分をたっぷりとりながら

こんにゃくがダイエットサポート力を発揮するためのポイントは、たっぷりの水分。水分と一緒になることでおなかの中でふくらみ、便通も整います。

ちのよさは抜群です。血糖値の急上昇を抑える作用もあり、血中のコレステロール値を下げる作用でも知られています。

刻んでいつものレシピに取り入れることで、食べすぎを自然に抑えながら体の中を掃除してくれます。こんにゃくメインのおかずを、食事の最初に食べても◎。

小さく刻んで料理に入れれば、ダイエットにうれしい、かさ増し&体内すっきりの働きをしてくれる。

DOCTOR'S COMMENT

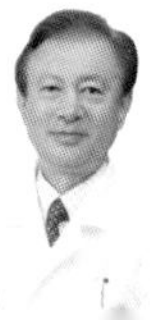

ENTRY FOODS NO. 13

なんでもおからプラス

おなかの中でふくらみ、むくみもすっきり

おからのやせ成分

1 大豆ペプチド

タンパク質の分解過程で生まれる物質で、基礎代謝やカロリー消費を活発にし、脂肪の燃焼を促進させる、ダイエットのためのような成分。

2 大豆サポニン

コレステロールを減少させ、満腹中枢を刺激して食欲を抑制。抗酸化作用で脂肪の蓄積も抑えるやせ&健康サポートの機能性成分です。

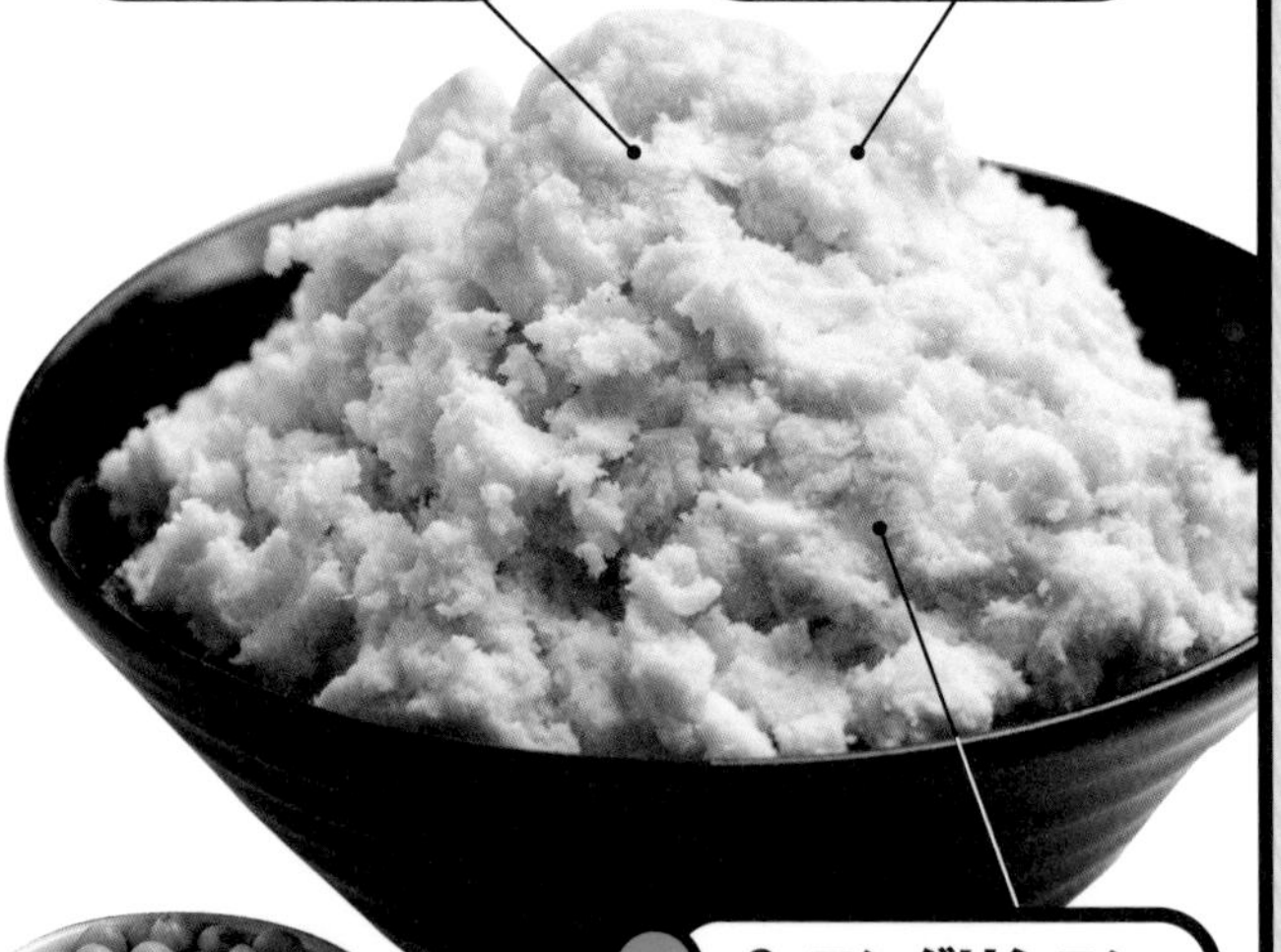

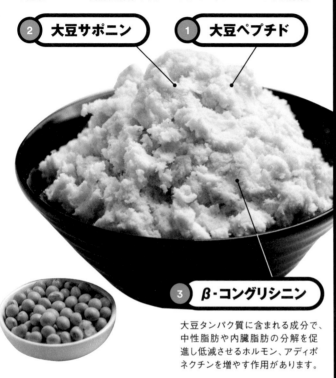

3 β-コングリシニン

大豆タンパク質に含まれる成分で、中性脂肪や内臓脂肪の分解を促進し低減させるホルモン、アディポネクチンを増やす作用があります。

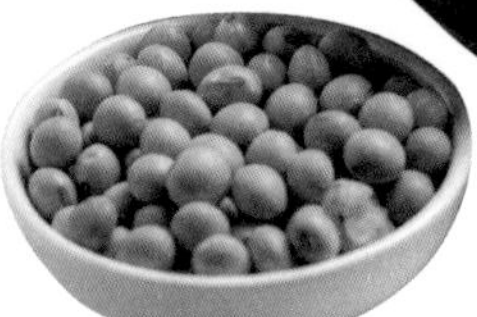

おからは、健康にいいといわれる大豆食品の中でも、特にやせ成分を多く含んでいます。大豆ペプチドは基礎代謝をアップさせ、やせやすい体質づくりを助けてくれます。たっぷり含まれた食物繊維が腸の動きを活発にし、オリゴ糖が善玉菌を増やします。便の量を増やしておなかすっきり。

もうひとつ注目の成分は、

食べ方アイディア

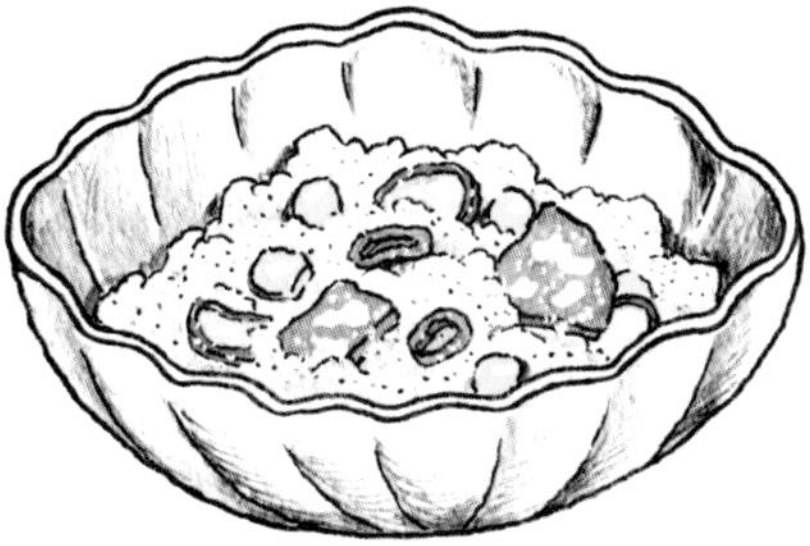

【 おからサラダ 】

ポテトサラダのポテトのかわりにおからを使います。ハムやきゅうり、玉ねぎ、にんじんなどを加え、酢とマヨネーズであえればカロリーオフなポテサラ風に。

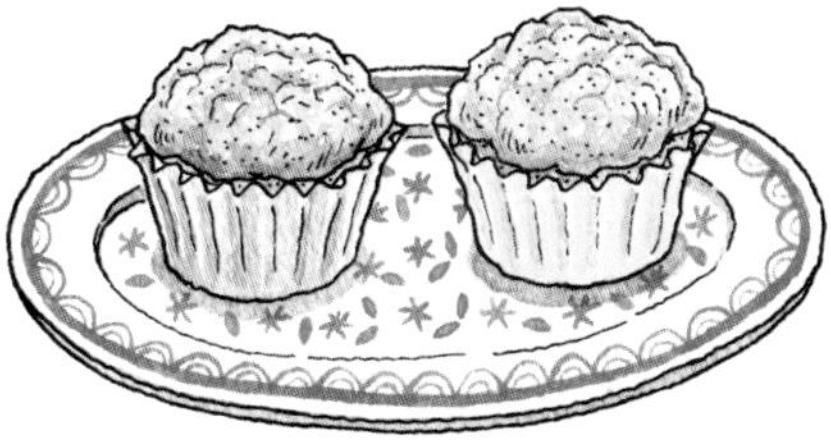

【 おからマフィン 】

おから、薄力粉、たまご、豆乳、ベーキングパウダーをまぜ、型に入れて焼きます。小麦粉の量を減らして、その分をおからで代用することで罪悪感ないおやつのでき上がり。

\ 大豆製品成分比べ /

（100gあたり）

	ゆで大豆	生おから	もめん豆腐
糖質	0	2.3g	0.4g
タンパク質	14.8g	6.1g	7g
炭水化物	8.4g	13.8g	1.5g
食物繊維	8.5g	11.5g	1.1g
カロリー	163kcal	88kcal	73kcal

おからパウダーも便利

市販のおからパウダーも、やせ&栄養成分はおからと変わりません。料理や飲み物に手軽にまぜられるので摂取しやすく便利です。水分を含むと特に素早く膨張して満腹感があるので、おやつの時間の飲み物や、食前30分前くらいにヨーグルトや飲み物にまぜてとると効果大。

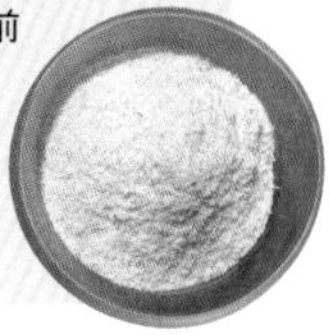

おなかの中でふくらむので食べすぎを自然に抑える作用もあり。毎日の食事に積極的に取り入れたい。

DOCTOR'S COMMENT

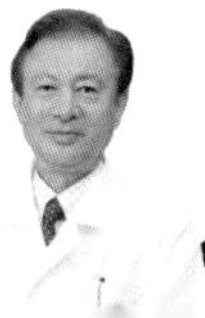

おからに含まれるβ-コングリシニンというタンパク質です。体内の脂肪をエネルギーとして消費させるため「やせホルモン」と呼ばれるアディポネクチンの分泌を促します。

おから料理だけだと量はとりにくいもの。おからやおからパウダーを、小麦粉やいもなどのかわりに使うといいでしょう。

ENTRY FOODS NO. 14

片手でナッツ

キレイやせの栄養素が豊富

ナッツのやせ成分

糖や脂質の吸収を緩やかにして血糖値の急上昇を抑制したり腸内環境を整えたり。便通の改善でおなかすっきり作用もあります。

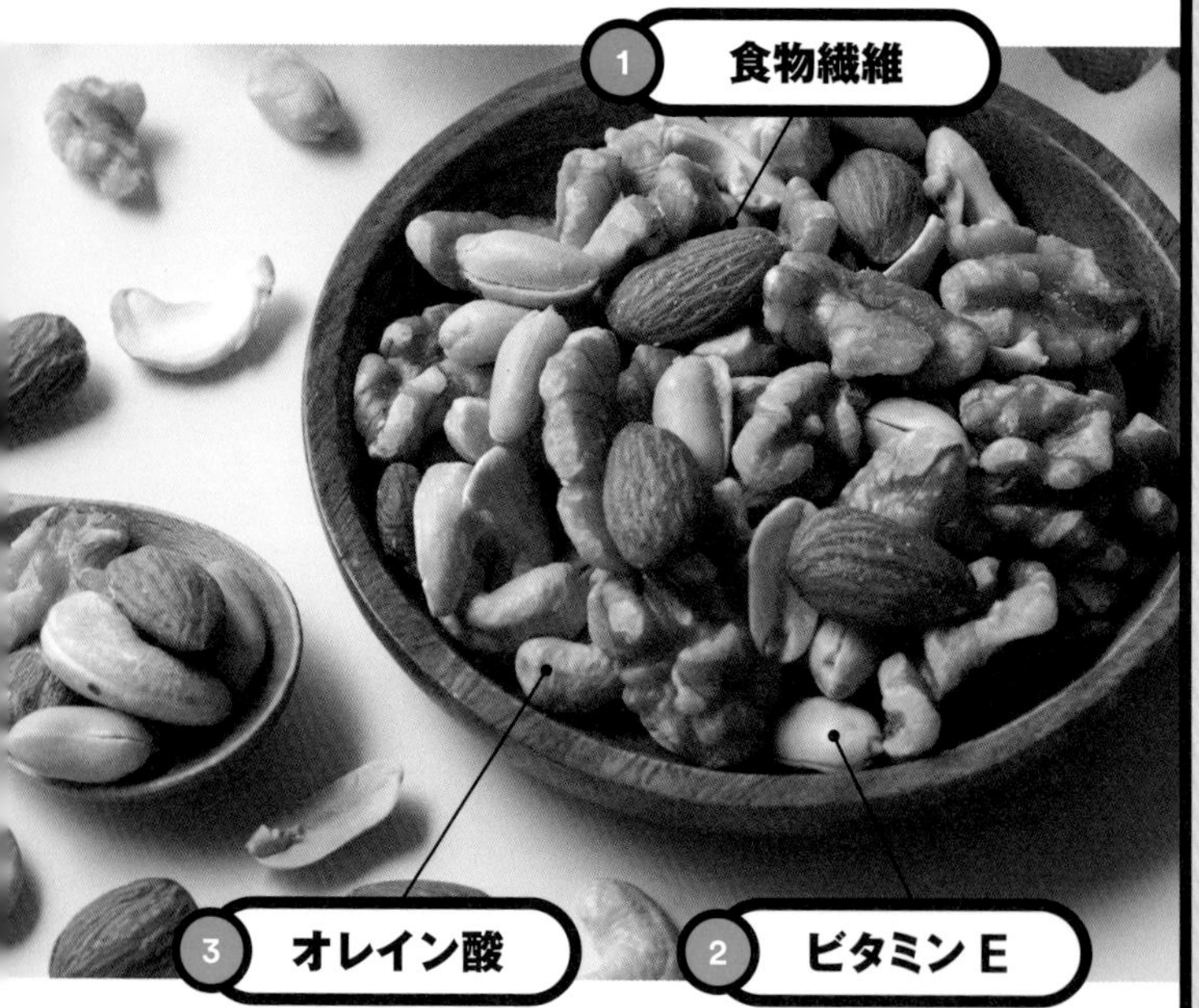

2 ビタミンE

抗酸化作用で細胞を活性化させる栄養素。イキイキと代謝のよい体づくりにつながりキレイやせをサポートします。

3 オレイン酸

脳の満腹中枢を刺激することから食欲を抑える作用があります。中性脂肪の抑制に関わり、悪玉コレステロール増加を防ぐという説も。

ナッツ類は脂質やタンパク質などの栄養成分に比べると、糖質の割合が少なく、血糖値を上げにくい食品。著名人がダイエット中の間食にすすめるなど、ダイエット向きの食品としても紹介されます。その理由は美しくやせるための栄養素がバランスよく含まれていること。適量であればキレイやせのサポーターに。

食べ方アイディア

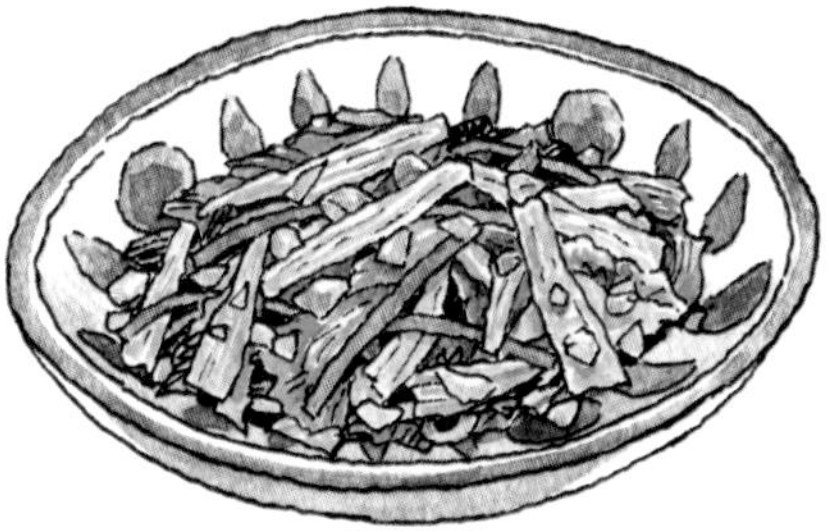

【 小松菜ナッツあえ 】

ゆでて食べやすく切った小松菜に、しょうゆ、刻んだ好みのナッツを合わせて腹もち&栄養アップ。ナッツをから炒りすると香ばしさもアップして満足感もよりプラスに。

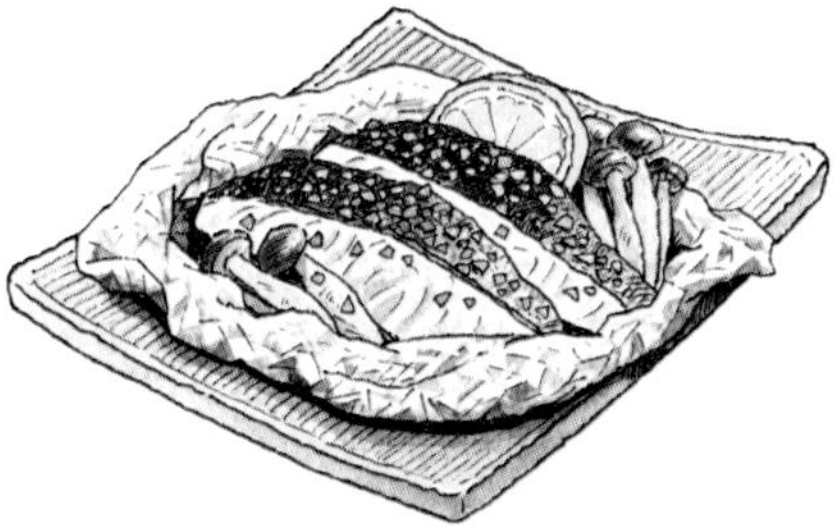

【 魚のナッツ粉焼き 】

パン粉のかわりに細かく刻んだナッツの衣で魚を焼いて糖質オフ&栄養プラス。魚（白身がおすすめ）に酒か白ワインを振ってナッツをまぶしオーブンやトースターで焼きます。

ナッツ類の糖質比べ

（100gあたり／いずれも加熱・味付け）

カシューナッツ	20g
アーモンド	7.8g
ピーナッツ	12.4g
ピスタチオ	11.7g
くるみ	4.2g
マカダミアナッツ	6.0g

糖質は多少高めの種類もありますが、ミックスナッツならいろいろな栄養素がとれます。

おすすめは素焼き無塩

コンビニでも手軽に手に入るナッツ類には、はちみつやきな粉などでコーティングされているものなども。ダイエットを考えれば、糖分ができるだけ加えられていないもの、素焼き無塩などがおすすめ。料理にもトッピングしやすいです。

やせ成分、栄養成分のバランスがいいうえに、よく噛むこともダイエットと健康をあと押ししてくれる。

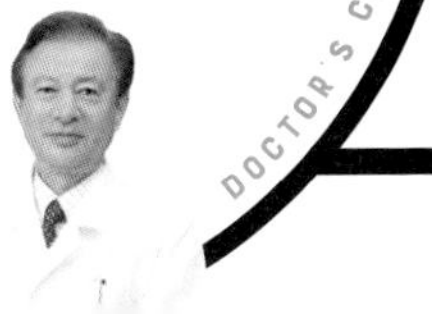

脂質は腹もちをよくする作用があるので、豊富な食物繊維と合わせて、長時間、空腹を落ち着かせてくれます。そして食物繊維が糖や脂質の吸収を抑え、腸内環境を整えます。脂質のとりすぎを防ぐためには片手で軽くつかめるくらいまでの量を目安に。

ENTRY FOODS NO. 15

ホットでヨーグルト

あたためてやせ体質に必要なカルシウムの吸収率をアップ

ヨーグルトは腸活サポートの代表的存在。腸内環境を整えることはダイエットややせ体質づくりに直結します。ヨーグルトの腸活パワーの源は乳酸菌をはじめとする善玉菌です。乳酸菌は死んだ菌でも善玉菌のエサになって善玉菌を増やすもととなります。腸内環境が整うと便通がよくなって老廃物の排出がスムーズに。

ヨーグルトのやせ成分

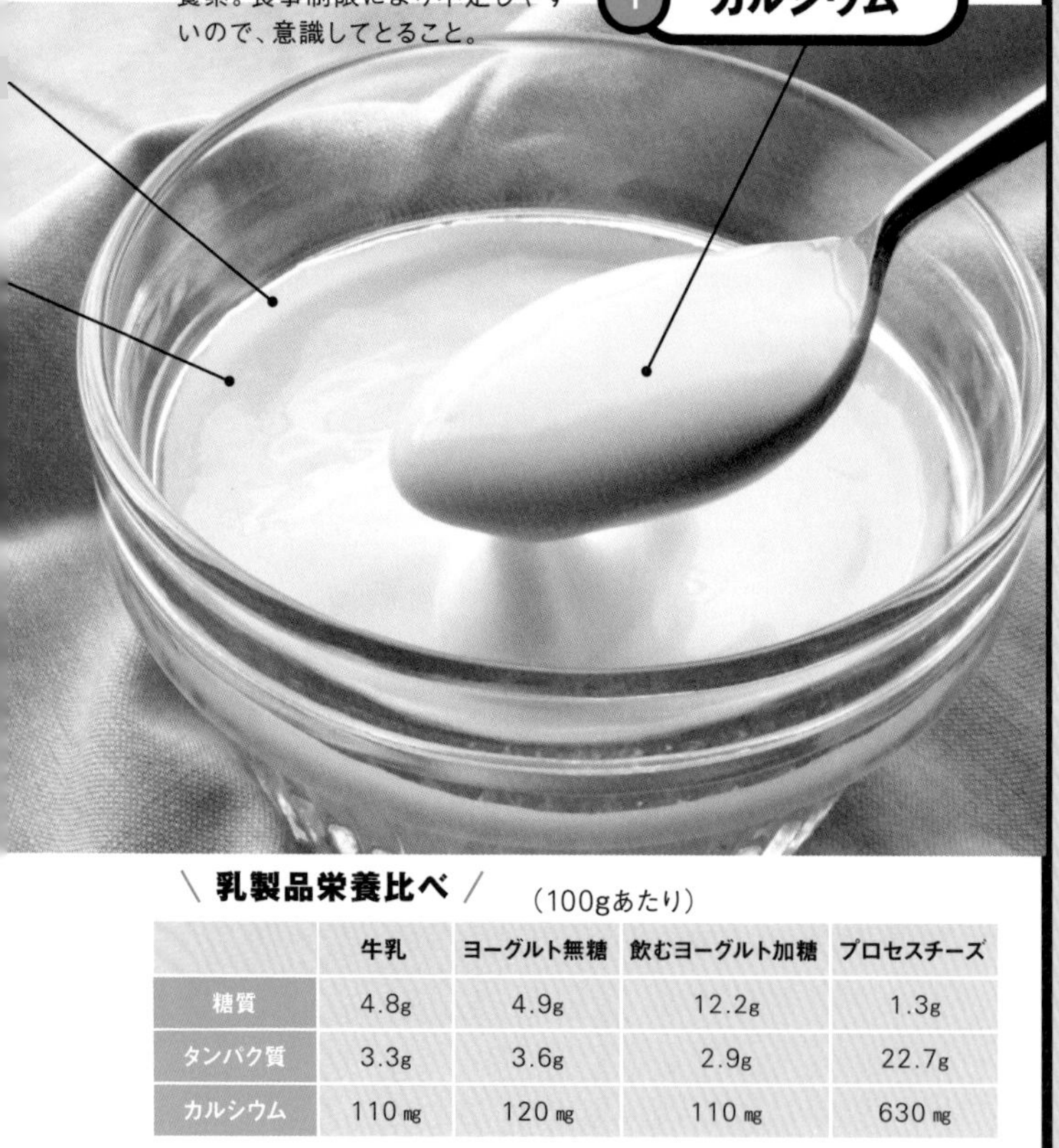

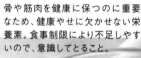

1 カルシウム
骨や筋肉を健康に保つのに重要なため、健康やせに欠かせない栄養素。食事制限により不足しやすいので、意識してとること。

＼乳製品栄養比べ／ （100gあたり）

	牛乳	ヨーグルト無糖	飲むヨーグルト加糖	プロセスチーズ
糖質	4.8g	4.9g	12.2g	1.3g
タンパク質	3.3g	3.6g	2.9g	22.7g
カルシウム	110㎎	120㎎	110㎎	630㎎

食べ方アイディア

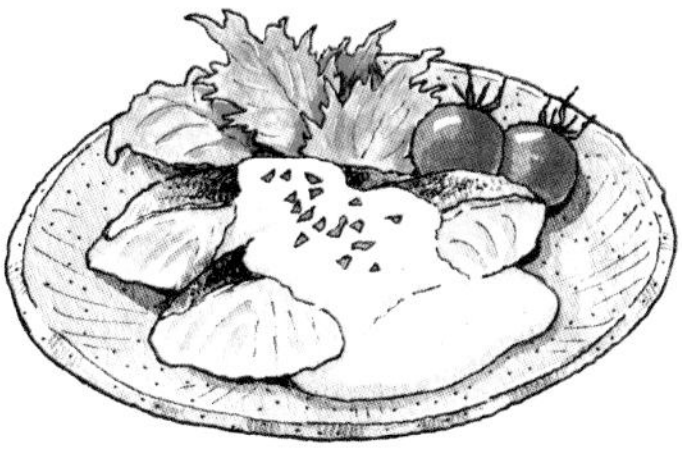

【 鮭のヨーグルトソース 】

水か白ワインを加えてのばしたヨーグルトをあたため、焼いて塩、こしょうを振った鮭にかけます。ソースに味噌を加えると風味アップ。ほかの白身魚でも〇。

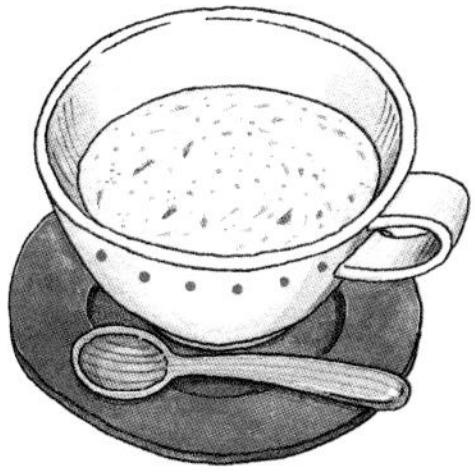

【 ヨーグルトスープ 】

玉ねぎやきのこ類をバター（サラダ油でも可）で軽く炒め、水とコンソメ、ヨーグルトを加えてあたためながらよくまぜ、塩、こしょうで味を調えます。

2 ビタミンB2

不飽和脂肪酸を含み、脂肪を効率的に燃焼させて体脂肪を減少させる作用があるため“ダイエットビタミン”とも呼ばれます。

3 乳酸菌

腸内を弱酸性に保つことで、アルカリ性の悪玉菌の増殖を抑制します。コレステロールの吸収を抑え、脂肪や糖類の代謝を助ける作用も。

あたためのコツ

ヨーグルトを料理に使うほか、そのまま食べたり飲んだりするときにもあたためたいもの。耐熱容器に入れて電子レンジであたためればOK、ラップは不要です。目安は100gで500Wレンジ40秒ほど。熱々でなくてもあたため効果は得られます。料理に使うときにも煮立てないほうが風味が生きますが、乳酸菌は死んでも腸活効果が変わらないので、煮立てても問題はありません。

健康にも ダイエットにも うれしいヨーグルトは、あたためることで やせ効果が アップする。

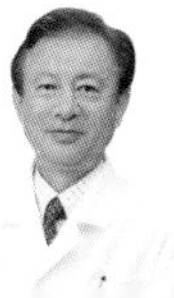

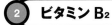

DOCTOR'S COMMENT

おなかぽっこりの解消やめぐりのよさ、代謝のよさにつながります。脂肪の分解に役立つカルシウムやビタミンB2などが力を合わせてキレイやせをサポートします。

あたためることで、より栄養の吸収がよくなり、血流アップ、代謝アップが期待できます。

ENTRY FOODS NO. 16

ちょい足しキムチ

調味料がわりに料理にプラスで脂肪燃焼

キムチのやせ成分

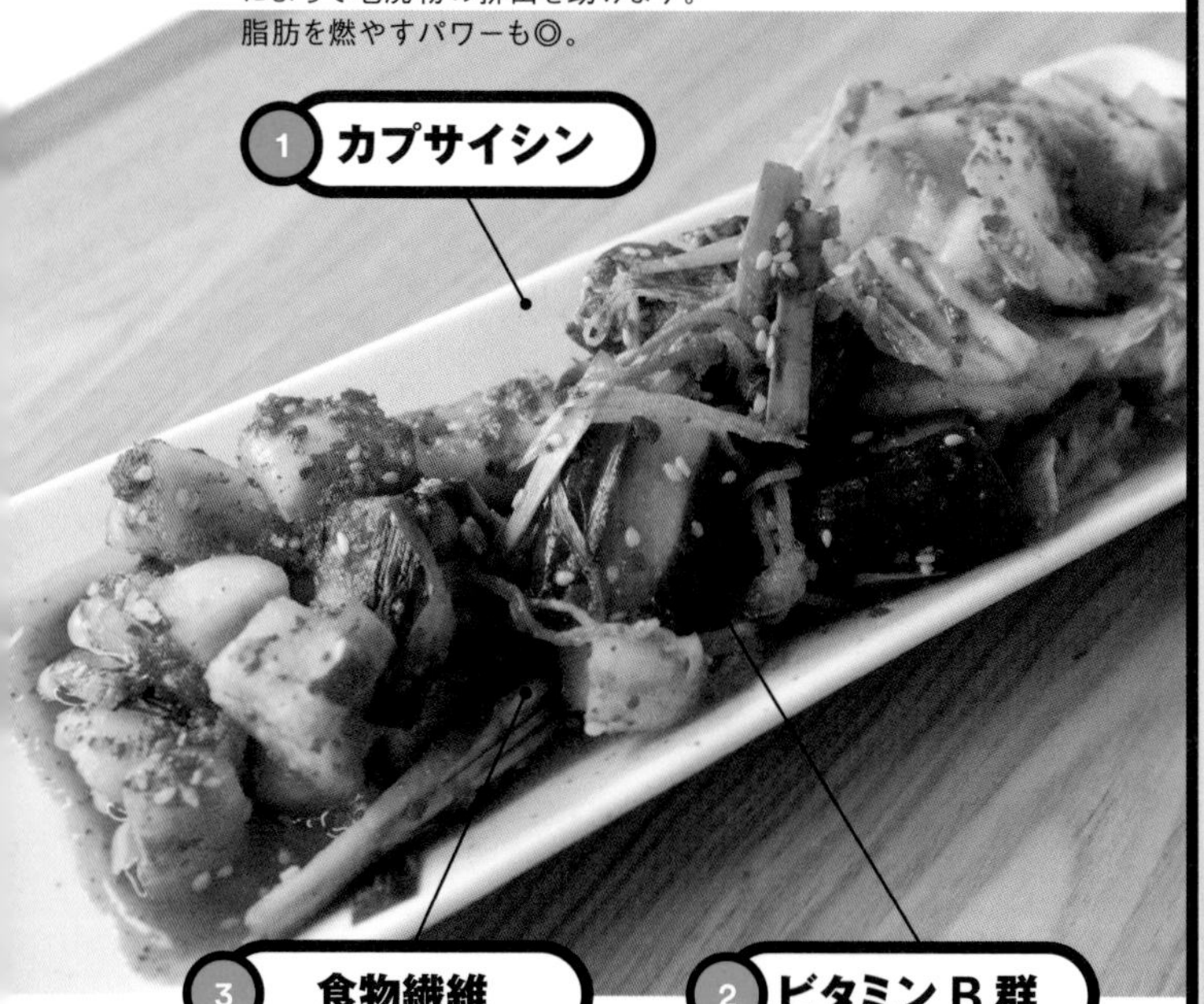

1 カプサイシン

アドレナリンの分泌を促進させ、血流をよくして体をあたため、発汗によって老廃物の排出を助けます。脂肪を燃やすパワーも◎。

2 ビタミンB群

やせビタミンのB_2をはじめ、糖質の代謝を助けるB_1、タンパク質の代謝に欠かせないB_6など、ダイエットサポートビタミンがたっぷり。

3 食物繊維

満腹感を長もちさせたり、血糖値の急上昇を抑えたり、腸内の善玉菌を増やす作用でダイエットを強力にサポートしてくれます。

一般的に辛いものはダイエットをサポートしてくれますが、その理由はいくつかあります。辛いものは全体的に体をあたためる作用があるため、代謝をアップしてくれること。そして唐辛子の場合は、発汗や脂肪燃焼を促し、内臓脂肪を減らしてくれるカプサイシンが含まれていることです。

食べ方アイディア

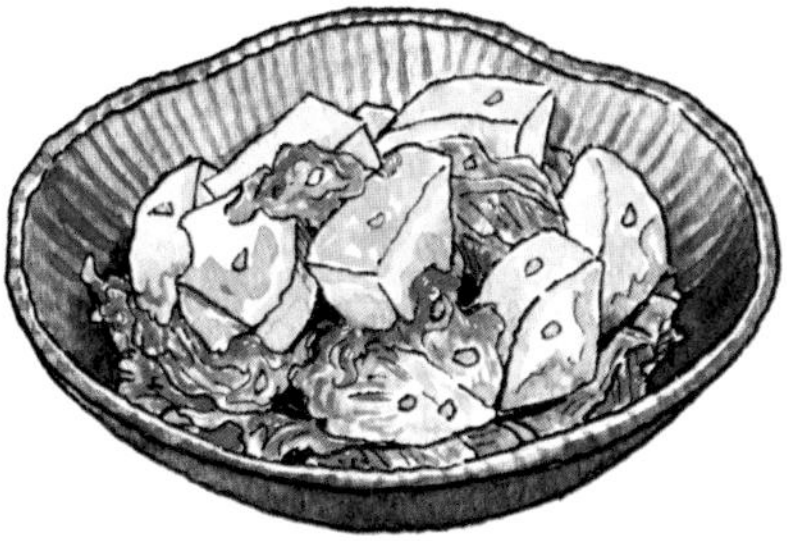

【アボカドキムチ】

アボカドのビタミンEが燃焼パワーをさらに盛り上げます。ざく切りにしたアボカドと、刻んだ白菜キムチをあえるだけ。にらキムチや大根キムチなど、いろいろ応用可能。

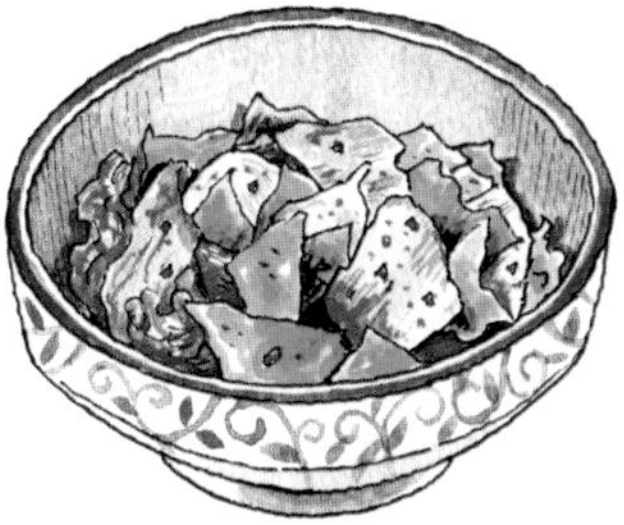

【キムチワカメサラダ】

ワカメと白菜キムチを中心に、レタスやきゅうりなど好みの野菜を加えて、ミネラルやビタミンたっぷりのサラダに。中華や和風ドレッシング、おろしきゅうりソース(p.59)などが合います。

キムチにすると栄養アップ

(100gあたり)

	白菜	白菜キムチ
糖質	1.9g	3.2g
食物繊維	1.3g	2.2g
β-カロテン	92μg	110μg
ビタミンB2	0.03mg	0.06mg
ビタミンC	19mg	15mg
ビタミンK	59μg	42μg
カルシウム	43mg	50mg
カロリー	13kcal	27kcal

キムチとキムチ風

市販のキムチの中にはキムチ風のものも。キムチとは野菜漬けにキムチのもとであるヤンニョムをまぜて発酵させたもの。キムチの味をつけただけで発酵させていないキムチ風には、野菜のビタミンなどは含まれるものの、乳酸菌など発酵の力はありません。パッケージに「発酵」の表示があるものを選んで。

キムチには唐辛子のほか、にんにくやしょうが、にらといった、体をあたためる香味野菜が使われています。しかも発酵食品で乳酸菌もたっぷり。食物繊維も摂取できて、腸活効果も抜群です。代謝を助けるビタミンB群のほかビタミン類も豊富なので、つけ合わせなどに毎食取り入れてキレイやせを。

キムチをそのまま食べるだけでなく、料理にも使おう。継続的に食べてやせパワーを持続させるのがおすすめ。

DOCTOR'S COMMENT

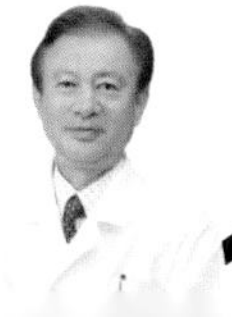

ENTRY FOODS NO. 17

たっぷりきのこ

食物繊維もうまみもたっぷりでメリットいっぱい

きのこのやせ成分

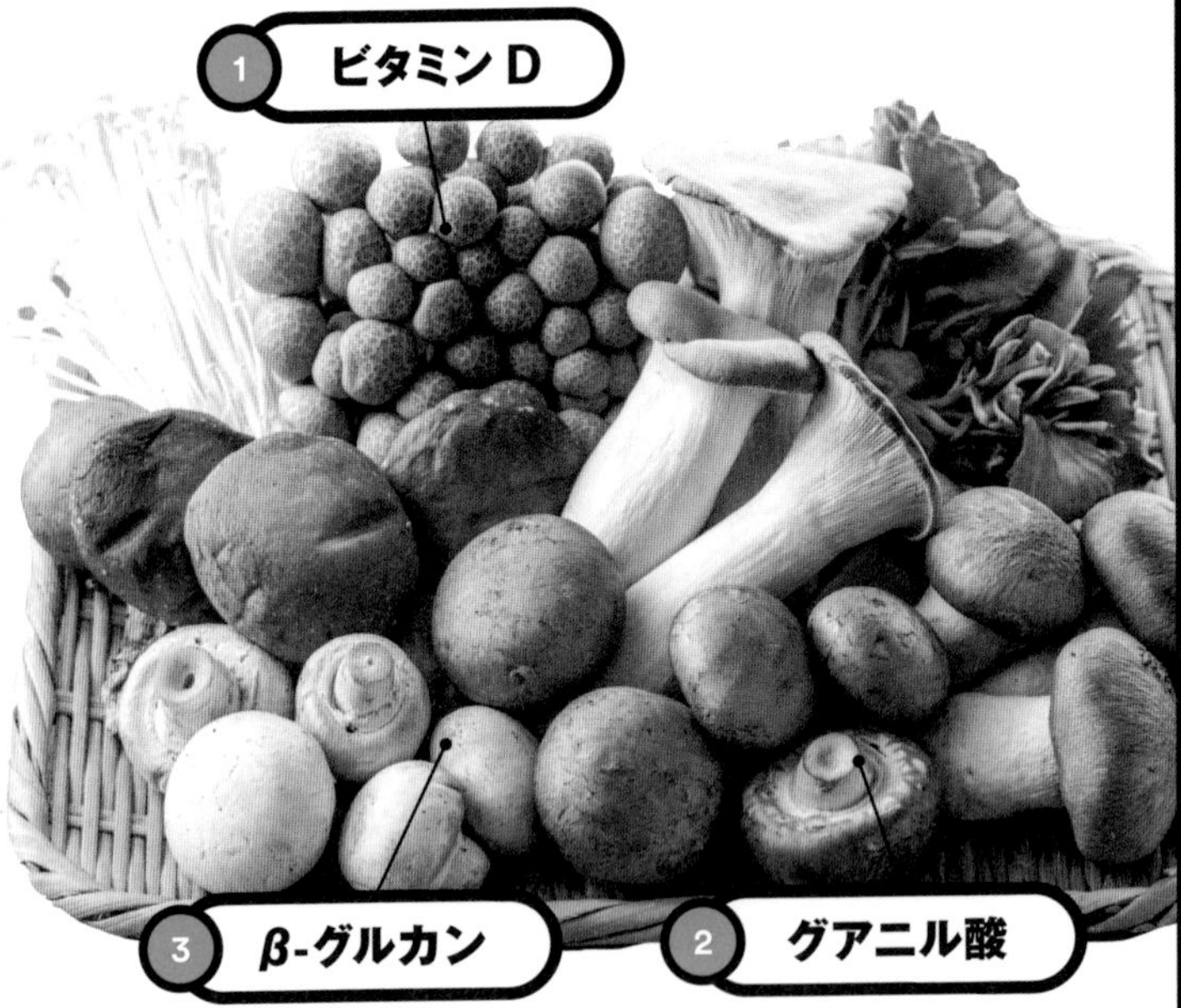

1 ビタミンD

骨の健康や免疫の正常化、メンタルの整えなどに欠かせないビタミン。脂肪の蓄積を抑制するなど、健康やせパワーも注目されています。

3 β-グルカン

水溶性食物繊維の一種で、血糖値の急上昇を抑える作用と満足感を持続させるという面でダイエットをサポートします。

2 グアニル酸

干ししいたけに特に多く含まれるタンパク質の一種で、うまみが満腹中枢を刺激し、食べすぎを防ぎながら満足感を持続させます。

食物繊維やミネラル、ビタミン類などを豊富に含むきのこ。適度に水分も含む「やせる食べ物」の代表格。かさ増しに使ったり、えのきだけを麺がわりに使ったり、エリンギを肉のように使ったりと、食事の満足感を高める使い方いろいろ。食物繊維が便通を整えるサポートをしてくれるので、おいしくしっかり食べながら

食べ方アイディア

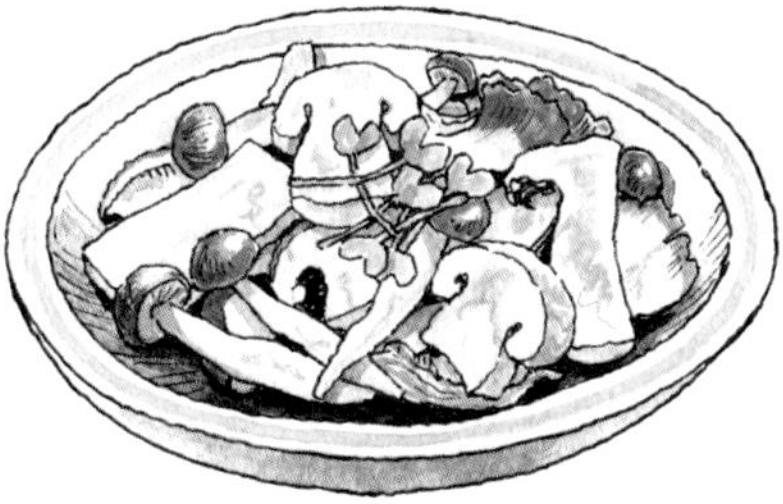

【マヨネーズ炒め】

しめじやエリンギ、しいたけなど好みのきのこ類を食べやすく切り、フライパンにマヨネーズをひいて炒めます。味つけは塩、こしょう、しょうゆ、ポン酢（果糖を含まない）などがおすすめ。

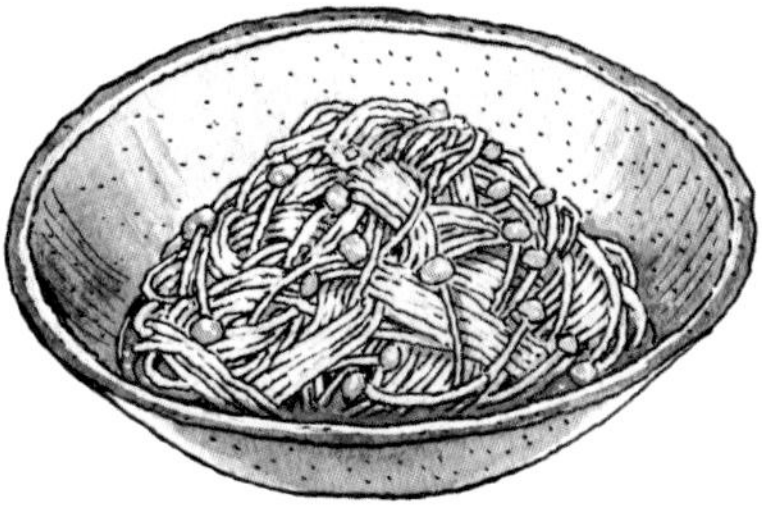

【えのきしょうが煮】

代謝を上げるしょうがをプラスすることで、脂肪燃焼率をさらにアップ。半分に切ってほぐしたえのきだけと、おろししょうがを鍋に入れ、酒としょうゆ、または麺つゆを入れてさっと煮ます。

きのこのビタミンD比べ

（100gあたり）

	ビタミンD
しいたけ	0.3μg
しめじ	0.5μg
まいたけ	4.9μg
エリンギ	1.2μg
えのきだけ	0.9μg

ちょい干しでやせ力アップ

きのこ類は干すことで水分が飛んでうまみが凝縮されます。栄養素も凝縮されるうえにかさが減るので、たくさん食べることができます。特にビタミンDは干すことで増えるため、干してから食べるとやせ栄養素も効率よくとれます。カラカラにする必要はなく、新聞紙に並べてちょっと日光に当てるだけでも効果あり。

体を整え、すっきり体形をめざすことができます。

ビタミンB2や食物繊維はエネルギー代謝を活発にしたり、脂肪の蓄積を抑えたりする作用もあります。さまざまなやせパワーの相乗効果を望めるきのこをたっぷりとって健康やせを。

DOCTOR'S COMMENT

肉のような歯ごたえのエリンギをはじめ、うまみたっぷりのきのこ類はダイエットメニューの充実に役立つ。

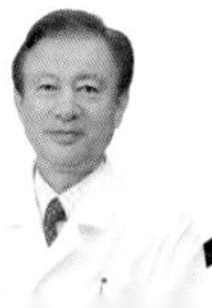

ENTRY FOODS NO. 18

火入れ梅干し

料理にアクセントをつけながら体をすっきり

梅干しのやせ成分

脂肪細胞を刺激し、脂肪を燃焼させたり脂肪細胞を小さくしたりするやせパワーがあります。梅干しはバニリンを含む数少ない食品。

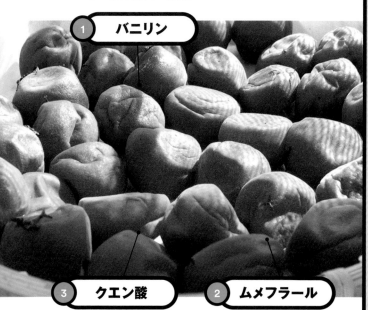

エネルギー代謝に欠かせない＝ダイエットに必須の成分。梅干しの酸味の正体で、糖と結合することでムメフラールになります。

梅や梅干しを加熱することで生成される成分。血液サラサラ効果で代謝アップもサポート、むくみや冷えも改善します。

ご飯のお供でおなじみの梅干し。脂肪を燃焼させるバニリンを含む優秀な「やせる食べ物」。さわやかな酸味も胃腸の働きを活発にして、デトックスをサポートしてくれます。

また、梅干しには脂肪燃焼を促す成分、バニリンも豊富。さらに、梅干しを加熱すると、ムメフラールというやせサポート

食べ方アイディア

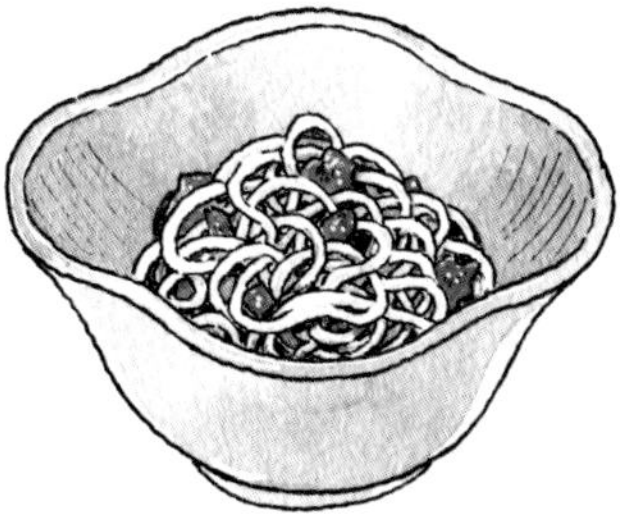

【しらたき梅煮】

食べやすい長さに切ったしらたきと梅干しを鍋に入れて、酒(水でもOK)を入れて煮て、火が通ったら梅干しをくずします。梅干しの塩味が薄ければ、みりんやしょうゆを加えて。

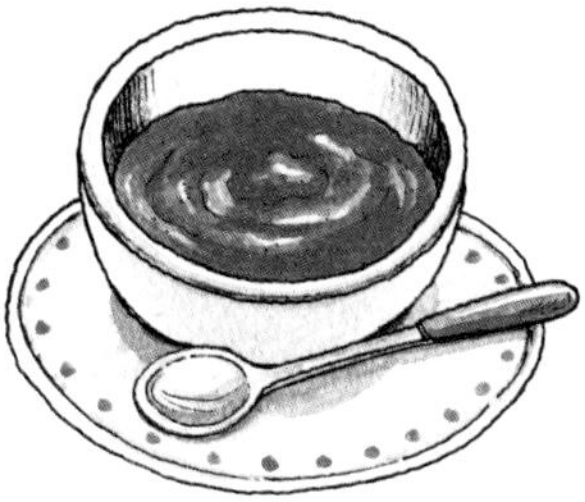

【焼き梅ソース】

種を取った梅干しと少量のみりんを鍋に入れて火にかけます。加熱しながら梅干しをつぶして水分を飛ばしソース状に。しそを加えたり、生の梅を下ゆでしてから焼き梅にしてつぶしても。

\ 梅干しの栄養成分 /

(100gあたり)

糖質	5.3g
カリウム	220mg
クエン酸	3.4g
カルシウム	33mg
鉄	1.1mg
タンパク質	0.9g

カルシウム、鉄のほかミネラルなどを含むため、体調を整えながら体形すっきりもサポート。

甘い梅干しに注意

梅干しの中には「はちみつ梅」など、甘みを加えて漬けたものもあります。はちみつや果糖などの糖分は脂肪肝を防ぐために避けたい食べ物。梅干しだけでなく、ポン酢やめんつゆなどの調味料や市販の加工食品には果糖が含まれることが多いので、意識して選ぶようにしましょう。

成分が生成されます。血流や脂肪燃焼が盛んになり、脂肪細胞を小さくしたり少なくしたりするという、うれしい作用が期待できます。

トースターやフライパンで、ちょっと焦げ目がつくくらいしっかり焼くと効果大。まとめて焼いて少しずつ使いましょう。

DOCTOR'S COMMENT

塩分が多いので1日に1〜2粒程度までに。調味料として料理に使えば、塩分と爽やかな酸味でダイエットをあと押し。

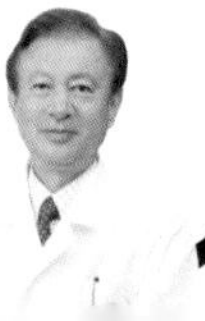

ENTRY FOODS NO. 19

身がわり白菜

いつもの材料を白菜にかえて食べごたえアップ

低糖質で食物繊維もとれる白菜は、和洋中と幅広いメニューに使えるため、ダイエット中に常備したい食材。茎の部分は身がしっかりとして食べごたえがあるので、うれしい満足感も。加熱するとかさが減ってたくさん食べられるため、食物繊維やモリブデン、ビタミンKなどのダイエットサポート成分や、

白菜のやせ成分

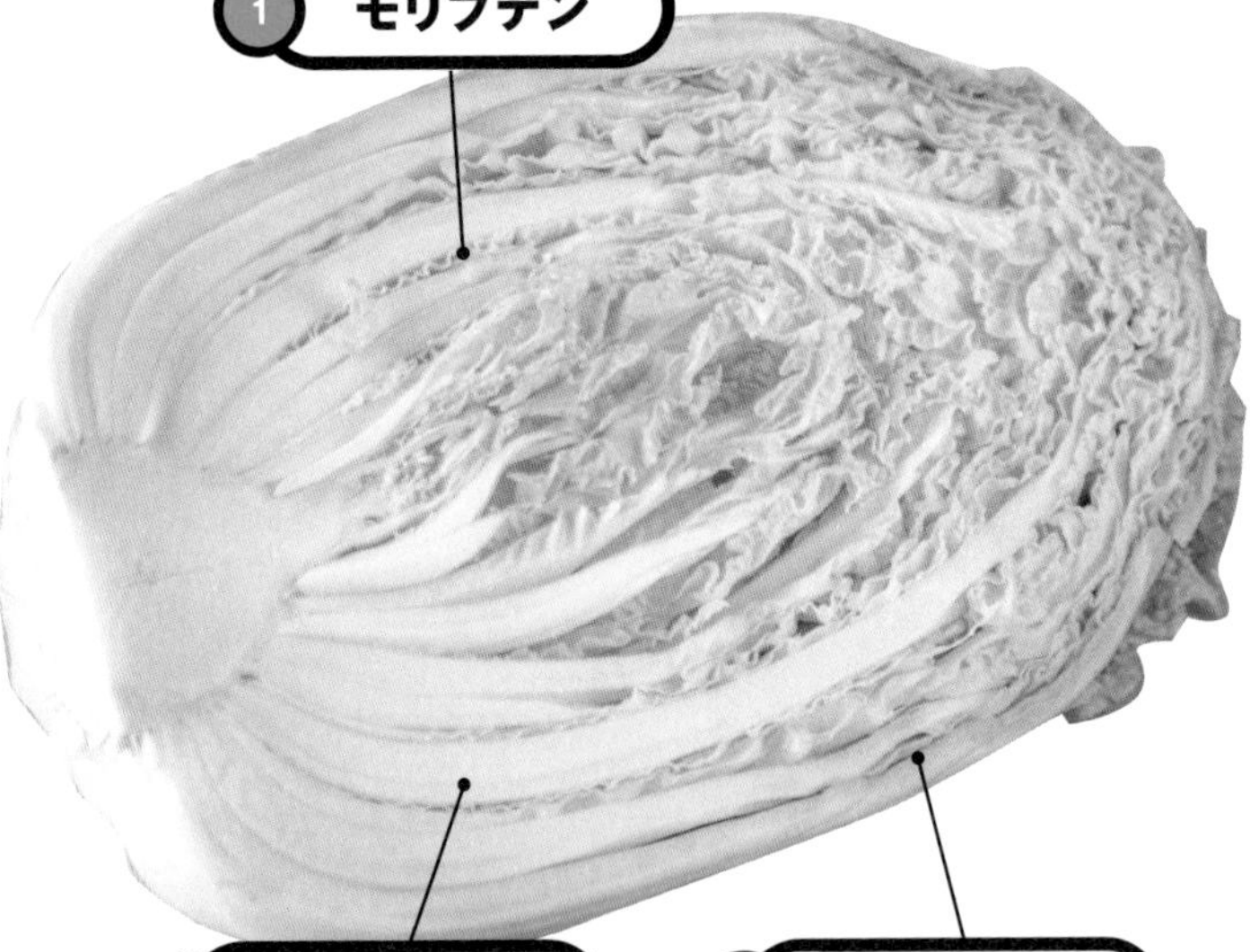

1 モリブデン

脂質や糖質の代謝をサポートする必須ミネラル。むくみや脂肪の蓄積をブロックします。

2 カルシウム

白菜は実はカルシウムが豊富。カルシウムは不足すると脂肪をため込みやすくなります。白菜でたっぷり摂取して。

3 ビタミンK

カルシウムの吸収をサポートして間接的に脂肪の代謝をサポートするほか、骨を正常に保つなどヘルシーやせに欠かせないビタミン。

食べ方アイディア

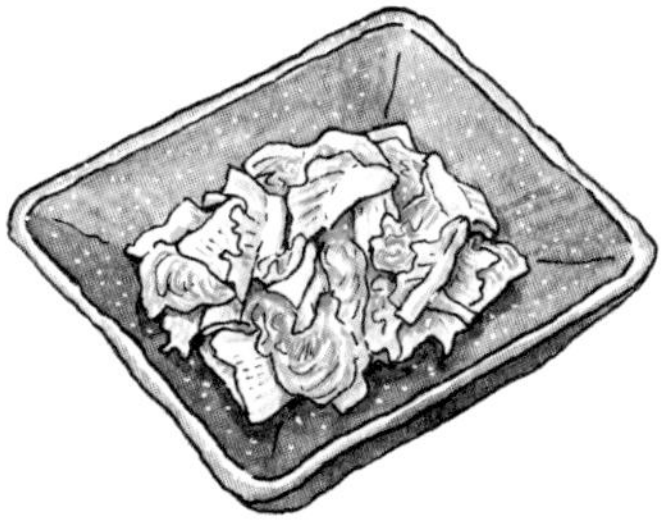

【 ピリ辛あえ 】

レンチンした白菜に、オリーブオイルで熱したにんにく、唐辛子、塩などをあえます。あっさり白菜に辛みのパンチが効き、唐辛子やにんにくでやせサポート力がアップします。

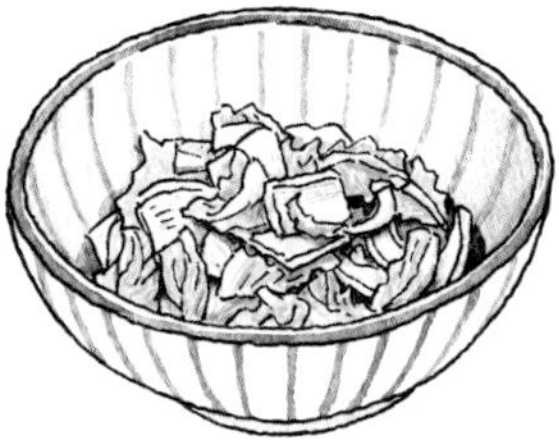

【 ゆずこしょう漬け 】

食べやすく切った白菜をポリ袋に入れ、酢、少量のきび糖、ゆずこしょうを入れてもみ込みます。1～2時間以上おいてからが食べごろ。たっぷり食べておなかを落ち着かせて。

葉物野菜の栄養比べ

（100gあたり）

	白菜	キャベツ	レタス
糖質	1.9g	3.4g	1.7g
ビタミンC	19mg	38mg	5mg
β-カロテン	92μg	24μg	240μg
カルシウム	43mg	42mg	19mg
食物繊維	1.3g	1.8g	1.1g
モリブデン	6μg	2μg	微量

黒いポツポツは栄養のシルシ

白菜に現れる黒い斑点はポリフェノールです。斑点があるほど栄養が多いということではありませんが、栄養成分の一種なので、もちろん食べて問題はありません。ポリフェノールは肝臓の働きを正常に保つ手助けや代謝をサポートするなど、ダイエットをあと押しする作用があります。

バランスよく含まれた栄養素をおいしくとることができる優秀な「やせる食べ物」。

蒸したりレンチンしたりした白菜の茎を、麺やご飯のかわりにおかずと一緒に食べれば、低糖質な一食に。スープにたっぷり投入したり、生でシャキシャキ食べて食感を楽しんだりしても。

クセが少なく食べやすい白菜。ダイエットで不足しやすいミネラルやビタミンがバランスよく含まれている。

DOCTOR'S COMMENT

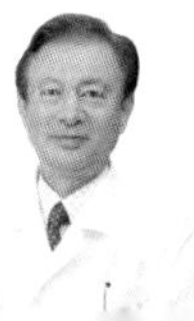

ENTRY FOODS NO. 20

赤白スイカ

白い部分に、ダイエット成分がたっぷり

スイカのやせ成分

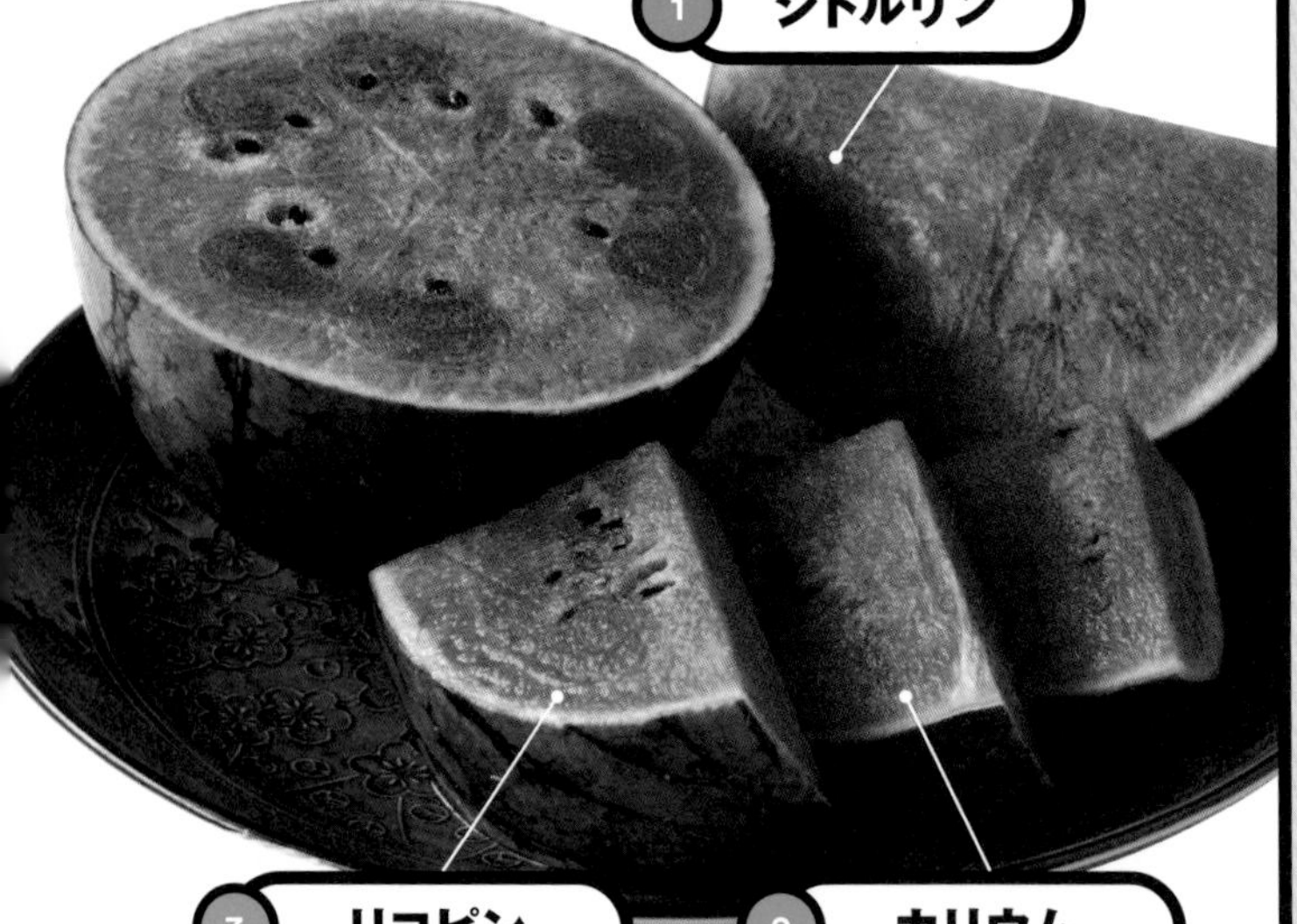

1 シトルリン

血流改善や血圧の正常化などをサポートすることで、中性脂肪を減少させたり、脂肪のため込みを防いだりするアミノ酸の一種。

2 カリウム

体内のナトリウム量を調整し、血流を改善してむくみの解消に役立つミネラル。体内のめぐりをよくして代謝アップのサポートを。

3 リコピン

トマトで有名なリコピンですが、スイカにはさらに豊富。脂肪の蓄積を抑えたり、活性酸素を減らしたりするパワーがあります。

多くの果物は糖質が高めでダイエット時には食べ方に注意が必要ですが、ウリの仲間であるスイカは糖質も控えめです。水分が多く、その分、満腹感を得やすいということ。間食や食前に食べるのもおすすめです。肥満の予防や改善効果のあるシトルリンを豊富に含むため、ダイエット中に食べやすい果物です

食べ方アイディア

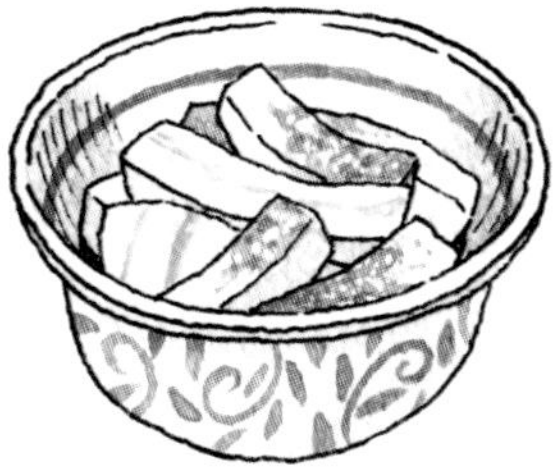

【 白スイカの浅漬け 】

スイカの皮の緑の部分をピーラーでむき、白い部分を切ってポリ袋に入れ、塩としょうゆを入れてもみます。ほのかな酸味や甘みがありますが、もの足りなければ好みの調味料を。味噌漬けなら発酵やアミノ酸のやせパワーも。

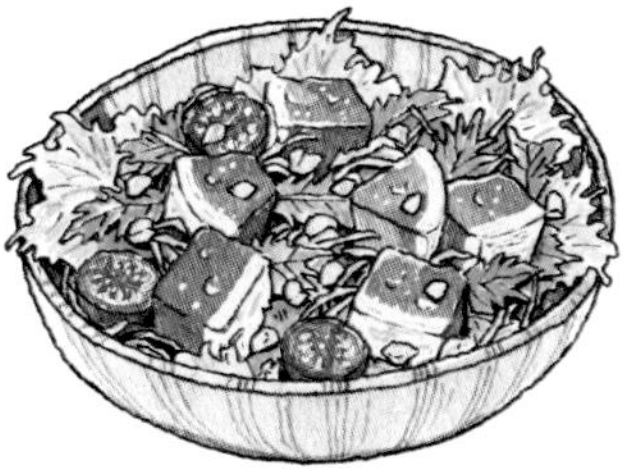

【 スイカサラダ 】

スイカを皮の白い部分も含めてざく切りにし、オリーブオイル、塩、レモン汁を合わせたドレッシングをかけます。トマトや玉ねぎ、きゅうりなどを加えればやせ栄養のバランスアップ。

\ スイカの栄養成分 /

（100gあたり／赤い部分）

糖質	9.2g
カリウム	120㎎
ビタミンC	10㎎
β-カロテン	830μg
食物繊維	0.3g
カロリー	41㎉

刻んで入れればなんでもOK

捨ててしまう人が多いスイカの白い部分ですが、それはもったいない! 炒めたりつくだ煮にしたりスープや味噌汁の具にしたりすれば、おいしく食べることができます。刻んで料理に加えれば、何にまぜても違和感なく食べられるはず。スイカに含まれるやせサポート成分は熱を加えても作用があまり変わらないので、気軽にまぜてみましょう。

赤い部分もおいしいけれど白い部分のやせ作用はもっとすごい。ひと手間かけても捨てずに活用を。

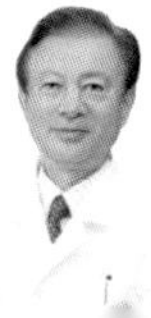

DOCTOR'S COMMENT

が、食べすぎには注意しましょう。
　シトルリンは白い部分に特に多く含まれています。甘みはあまりありませんが、白い部分までしっかり食べることが肥満予防に役立ちます。甘みが少ない分、料理の材料にもなります。むくみの解消に関わるカリウムもめぐりをサポートしてくれます。

ENTRY FOODS NO. 21

巻き巻きサンチュ

ビタミン、ミネラルが食べ合わせでより効果的に

サンチュのやせ成分

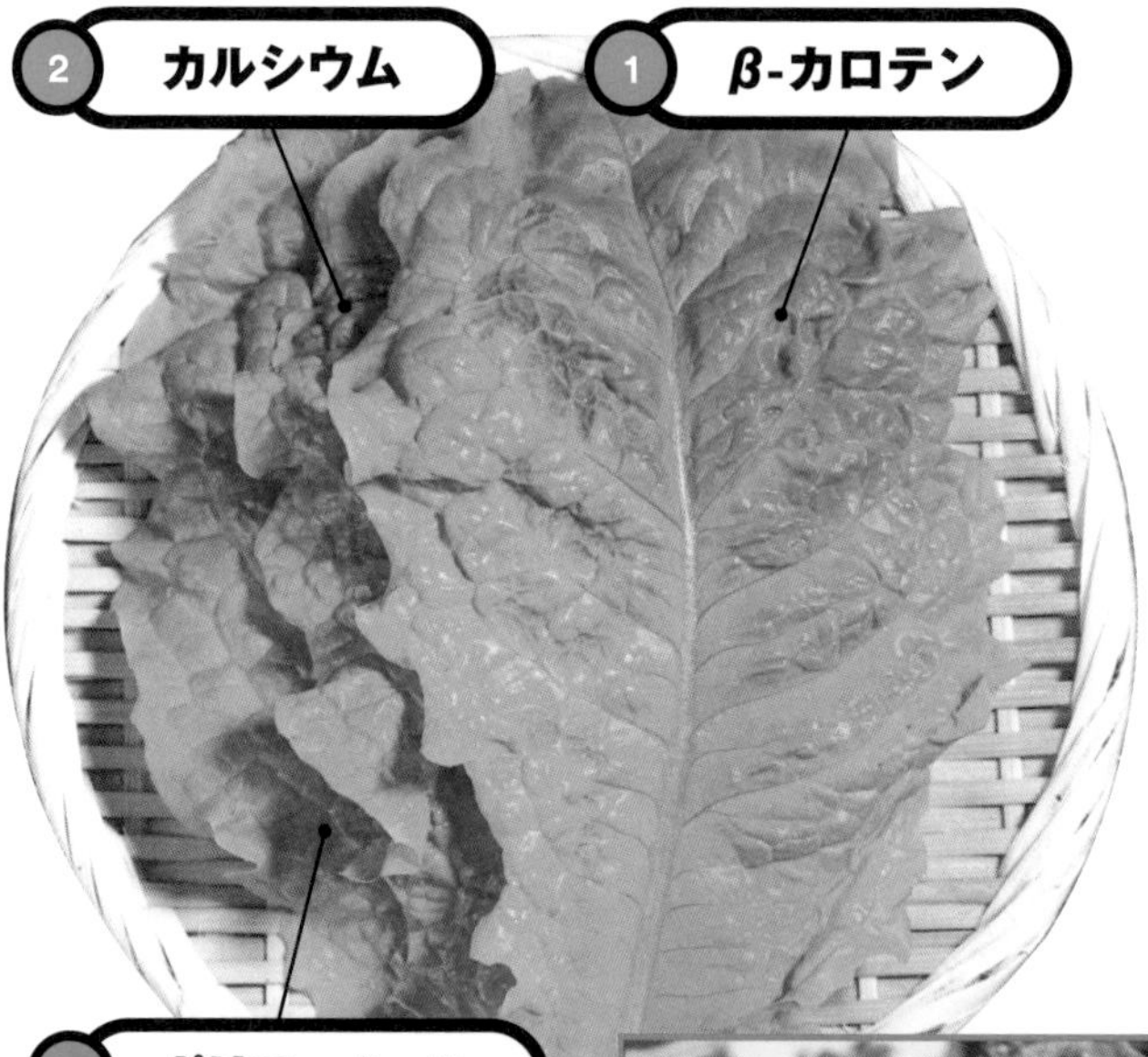

1 β-カロテン

体内に摂取されるとビタミンAに変換される脂溶性ビタミン。体を健やかに保ち、新陳代謝やエネルギー消費をサポートします。

2 カルシウム

日常的に不足しがちですが、しっかりとることで脂肪を減らしたり、血圧や血糖値の上昇を抑えたりする作用が期待できます。

3 ポリフェノール

植物が自分を守るために生み出す物質なので、抗酸化作用が抜群。肝臓機能をはじめ、体調を整えてダイエットをサポートします。

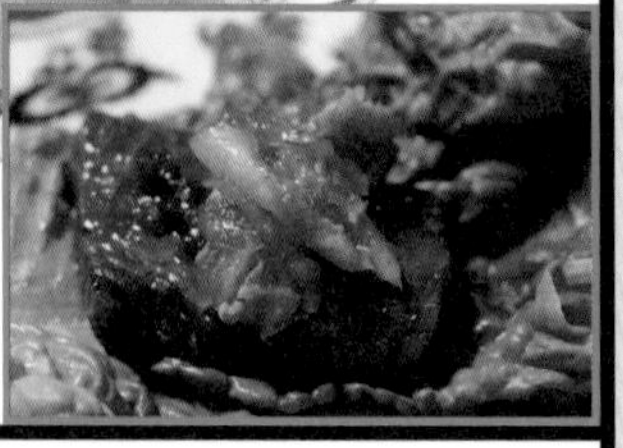

サンチュといえば焼き肉を巻いて食べるイメージですが、これは実はやせ効果の高い食べ方。サンチュに含まれるエネルギー消費をサポートする成分であるβ-カロテンは、油と食べると吸収がよくなるからです。

やわらかで味にクセがなく食べやすい葉ですが、β-カロテン以外にも、他の葉もの野菜にも負けないほど

食べ方アイディア

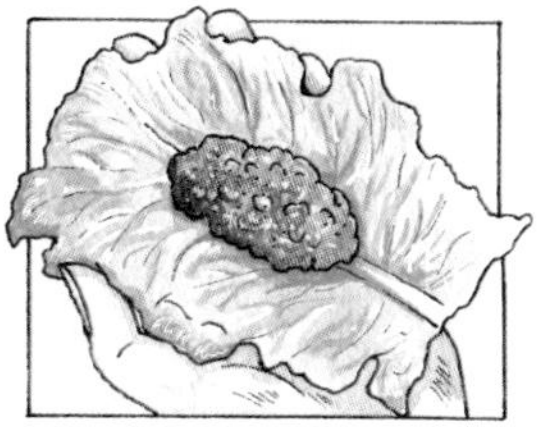

【 豆腐みそ巻き 】

つぶした豆腐にごま油と味噌をまぜ、サンチュで巻いて食べます。すりごまを振るとさらに栄養バランスがアップ。

【 ベーコンチーズ巻き 】

ベーコンとチーズをサンチュにのせ、マヨネーズやサワークリームなどをのせて食べます。玉ねぎでさらに風味アップ。

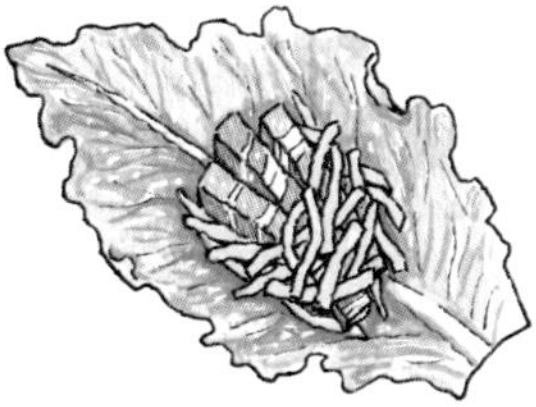

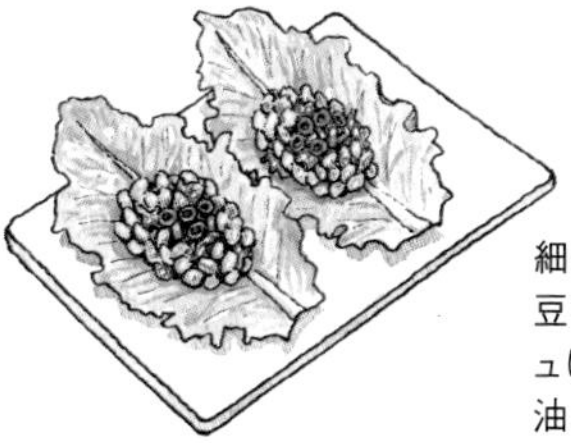

【 キムチ納豆巻き 】

細かく切ったキムチと納豆をまぜ合わせてサンチュにのせて巻きます。ごま油、マヨネーズをかけても。

＼ レタスにも負けない栄養素 ／

（100gあたり）

栄養素	サンチュ	レタス
糖質	0.5g	1.7g
食物繊維	2.0g	1.1g
β-カロテン	3800μg	240μg
ビタミンC	13mg	5mg
葉酸	91μg	73μg
カルシウム	62mg	19mg
カリウム	470mg	200mg

加熱して食べてもおいしい

焼き肉を巻く以外にあまり食卓に登場しないサンチュですが、実はレタスの一種。いろいろな食べ方でぜひ食事に取り入れて。油と一緒にとることで吸収がよくなるβ-カロテンが豊富なので、炒め物は特におすすめ。サラダにしてもよし、ほうれん草や小松菜のようにごまあえにしたり、スープに入れたりしてもおいしく食べられます。

焼き肉のお供だけではもったいない。普段の食生活に取り入れれば食事のバラエティーもやせ栄養もアップ。

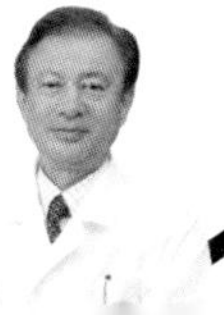

DOCTOR'S COMMENT

の栄養素が。その中には血圧や血糖値の上昇を抑えるカルシウム、一緒にとることでカルシウムの吸収をよくするビタミンC、食物繊維など、食べ合わせがよく、健康やせをサポートしてくれるビタミンやミネラル類が豊富。サンチュにいろいろな食材を巻いて食べれば、満足感もやせる栄養バランスもバッチリです。

ENTRY FOODS NO. 22

ランチ豚

食べ合わせでパワーアップ！ 夜は寝る3時間前までに

豚のやせ成分

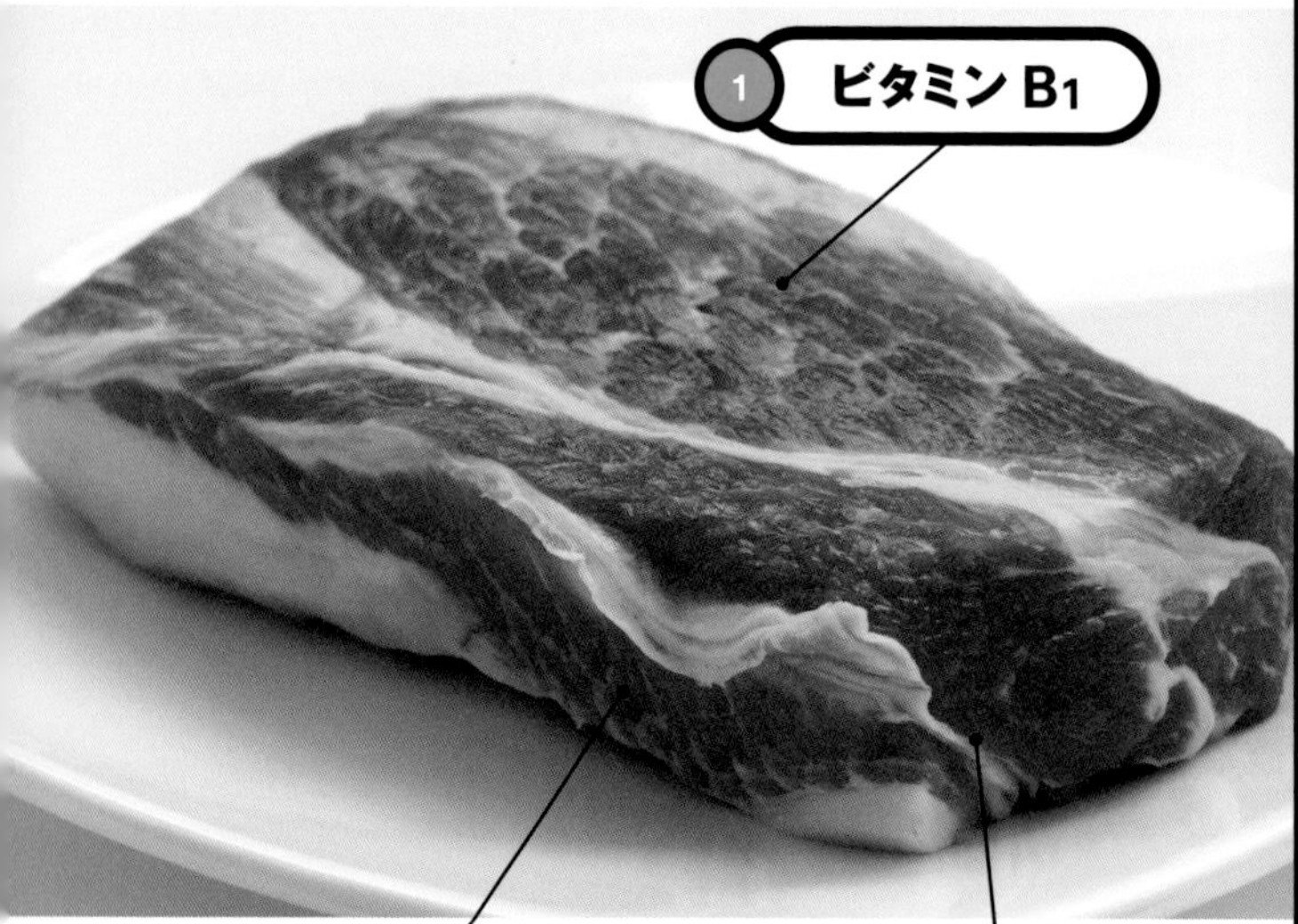

① ビタミンB_1

脂質や糖質がエネルギーに変換されるときに使われる栄養素で、豚肉に特に多く含まれます。

② L-カルニチン

脂肪酸の代謝をサポートし、肝脂肪の蓄積を抑制します。脂肪を肝臓にためやすいお酒好きは積極的にとりたい成分です。

③ アラキドン酸

必須脂肪酸のひとつで、ヒレ肉やレバーに特に多く含まれます。幸福感や満足感をアップさせるといわれる頼もしいやせサポート成分。

筋肉の維持や増進は基礎代謝をアップさせます。食事制限中でも筋肉量を落とさないため、肉類などでタンパク質を十分にとる必要があります。肉類の中でも豚肉は脂肪燃焼をサポートするビタミンB_1やL-カルニチンなどが豊富で、ダイエット中にはむしろ積極的にとりたい「やせる食べ物」です。タンパク質は3食とって

食べ方アイディア

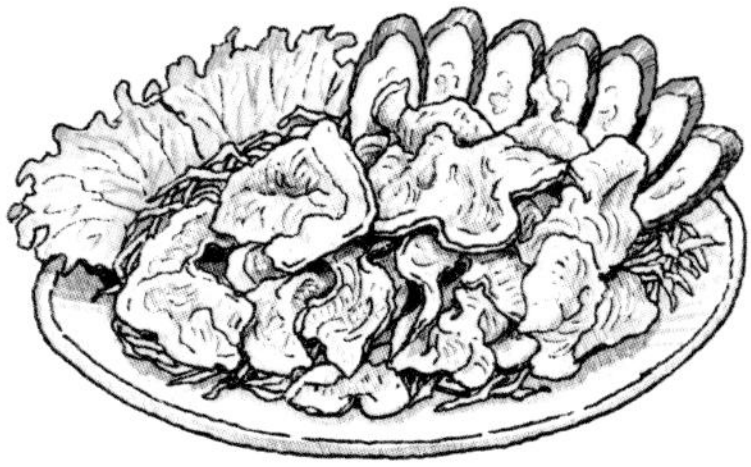

【 さっぱりゆで豚 】

酒と塩を加えたお湯で豚肉をゆでるだけ。野菜やスライスニンニクを添えるとバランス◎。辛子しょうゆやポン酢が合い、ゆで汁は冷まして固まった白い脂を除いてスープにしても。

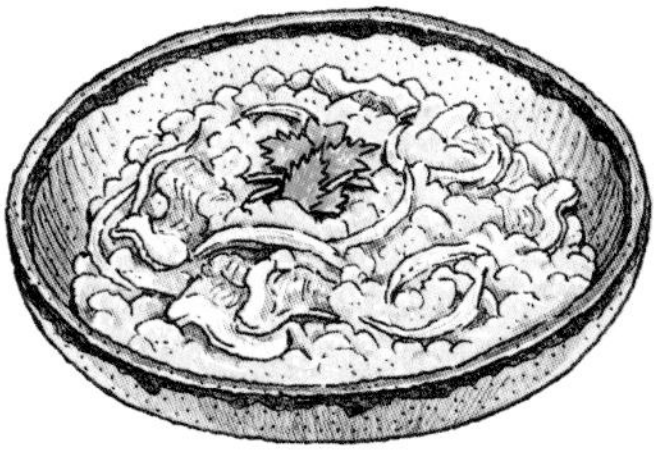

【 他人炒め 】

豚肉と好みの野菜を炒め、塩、こしょう、ときたまごを回しかけて炒めます。にんにくを入れれば、アリシンでビタミンB_1を効率的に吸収可能。マヨネーズも相性よし。

＼ ビタミンB_1はダントツ／

（100gあたり）

	含有量
豚ヒレ肉	1.22mg
豚モモ肉	1.01mg
豚バラ肉	0.45mg
焼き豚	0.85mg
牛モモ肉	0.09mg
うなぎ（かば焼き）	0.75mg
たらこ（生）	0.71mg
玄米	0.41mg

豚肉は、食材の中でも脂質や糖質をエネルギーに変えるビタミンB_1含有量がトップクラス。

部位ごとの特徴

ビタミンB_1やアラキドン酸などのやせサポート成分が豊富、かつ脂肪分が少なめのヒレ肉やもも肉を選びましょう。バラ肉は糖質は少なくても脂質が多いので少量ならOK。どの部位でも、脂の白いかたまりはできるだけ取り除いて料理するのがおすすめ。

スタミナアップとやせサポートを両立し、ランチにぴったり。脂身少なめを選んで積極的に食べたい。

DOCTOR'S COMMENT

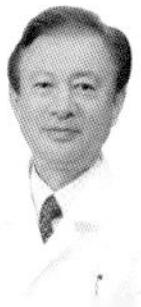

OKですが、豚肉は夕食よりも、食べたあとの活動時間が長く、豚肉の栄養成分による脂肪燃焼効果をより期待できるランチでとるのが特におすすめ。

ビタミンB_1の吸収率を高めるアリシンを含むにんにく、にら、玉ねぎや、食物繊維を含む野菜類と一緒に食べるとやせパワーを効率的に働かせることができます。

ENTRY FOODS NO. 23

ちょい足し酒粕

腸内環境を整えながら、脂肪の蓄積を抑える

酒粕のやせ成分

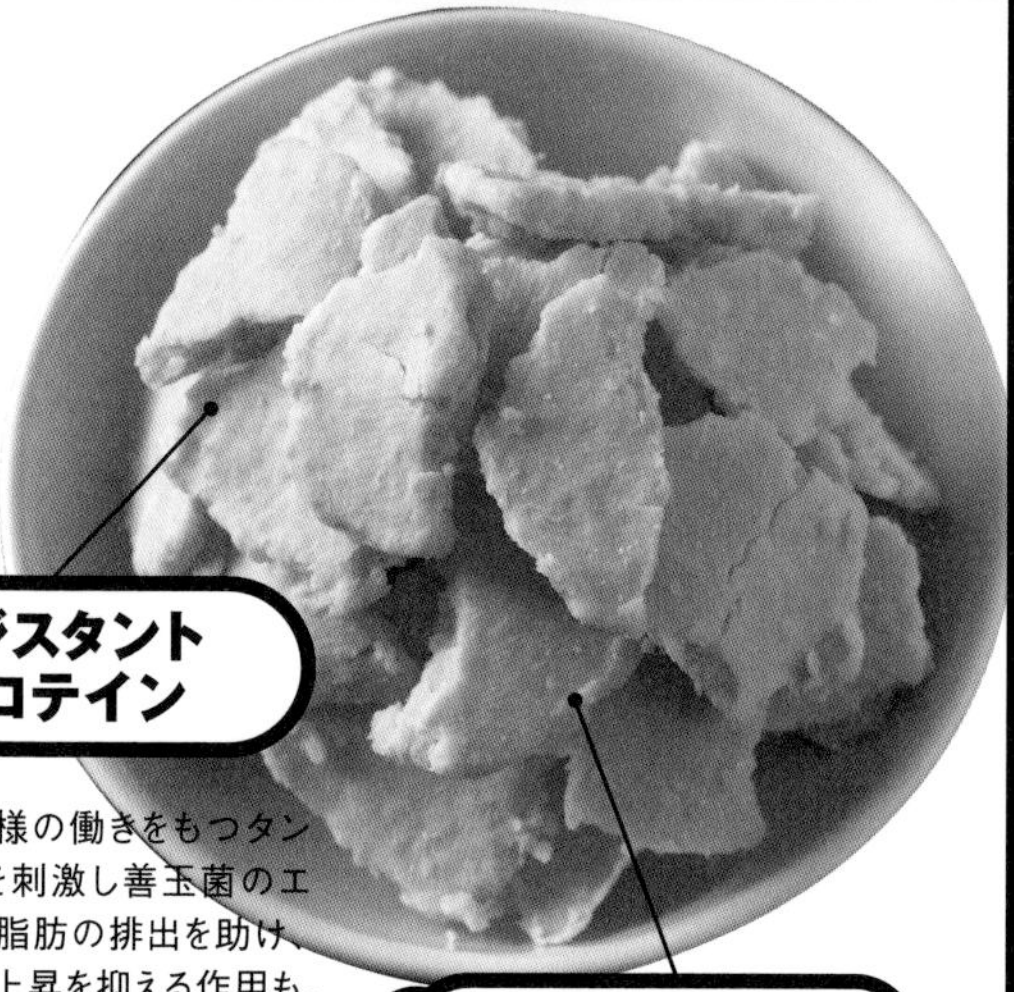

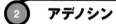

1 レジスタントプロテイン

食物繊維と同様の働きをもつタンパク質で、腸を刺激し善玉菌のエサになります。脂肪の排出を助け、食後血糖値の上昇を抑える作用も。

2 アデノシン

血管を拡張させてめぐりをよくする作用や、脂肪や糖をエネルギーに変える働きで、やせやすい体づくりをサポートしてくれます。

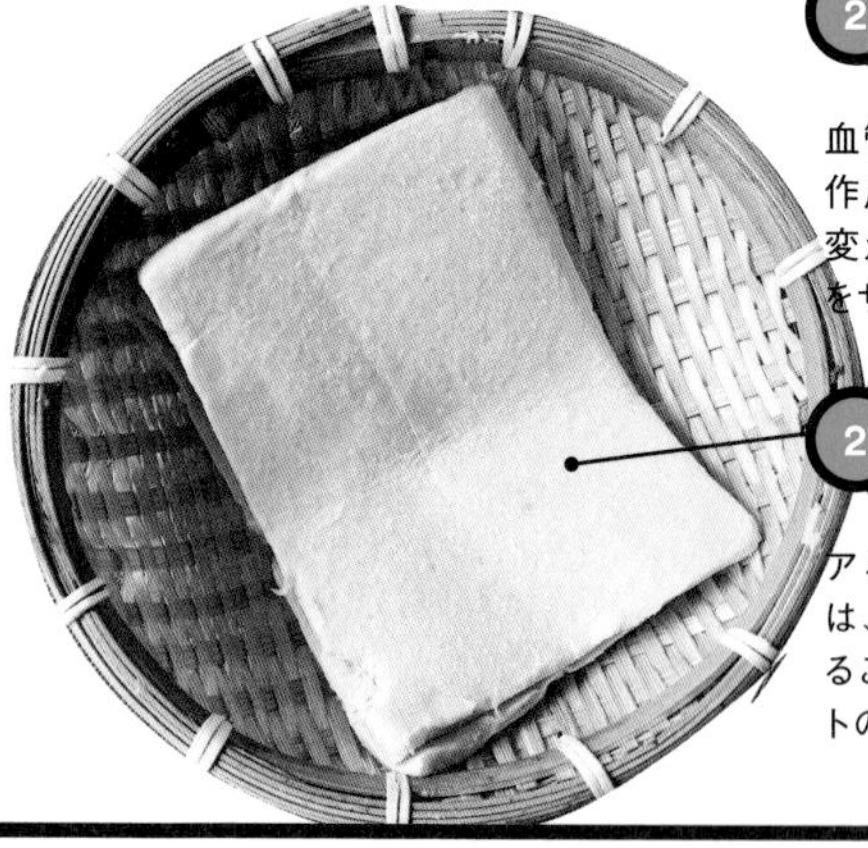

2 ペプチド

アミノ酸の集まりであるペプチドは、筋肉量のキープや増強を助けることで基礎代謝を増やすサポートのほか、血圧を整える作用も。

糖質が高めな日本酒は、ダイエット中には控えめにするべき飲み物。でも日本酒をつくる過程で出る酒粕は、ダイエットにうれしい成分が凝縮しています。

注目すべき栄養素はレジスタントプロテイン（難消化性タンパク質）。タンパク質でありながら食物繊維のような働きをしてくれます。たとえばコレステロール値

食べ方アイディア

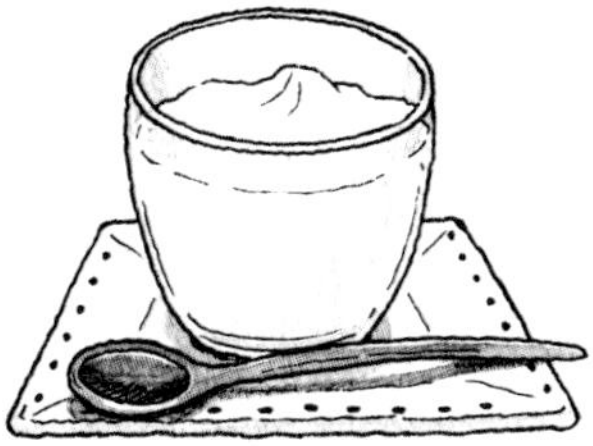

【 酒粕ヨーグルト 】

小さくちぎった酒粕をヨーグルトの中に漬け込み、よくまぜて食べたり料理に加えたりします。糖質が少ないヨーグルトをあたためながら水でのばし、酒粕を加えてドリンクにしても◎。

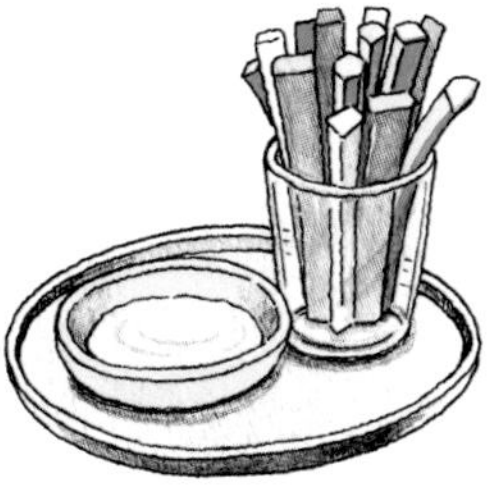

【 酒粕ドレッシング 】

オリーブオイル、酢、塩とちぎった酒粕をよくまぜて野菜や肉、魚にかけます。マヨネーズやしょうゆを加えたり、オリーブオイルをごま油に変えたり、バリエーションはいろいろ。

＼ 酒粕とごはんの栄養くらべ ／

（100gあたり）

	酒粕	白飯
糖質	18.6g	35.6g
タンパク質	14.9g	2.5g
食物繊維	5.2g	1.5g
カルシウム	8mg	3mg
亜鉛	2.3g	0.6g
ビタミンB1	0.03mg	0.02mg
ビタミンB2	0.26mg	0.01mg
ビタミンB6	0.94mg	0.02mg
パントテン酸	0.48mg	0.25mg
葉酸	170μg	3μg

ご飯と比べると発酵の力で増える栄養素が多く、糖質は低めに抑えられています。

ちょい足しポイント

汁物に加えたり、炒め物や煮物の甘み調味料の一部として加えたり、何に入れてもOK。ただし微量ですがアルコールが含まれるので、アルコールが苦手な人や子ども用には、しっかり加熱しアルコール分を飛ばして使いましょう。

腸活や健康にいいと話題の発酵食品の中でも、やせる作用をもつ栄養成分が豊富で便利な食材。

DOCTOR'S COMMENT

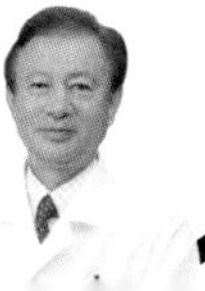

を下げたり、食物繊維と発酵のダブルのパワーで腸内環境を整えたり。そのうえ、タンパク質ですから筋肉の維持、増強のための働きもしてくれます。

その他、脂肪の蓄積を抑えたり、体をあたためて基礎代謝をアップさせたり。料理にちょい足しで自然な甘みやコクも加わります。

ENTRY FOODS NO. 24

旬ゴーヤー

旬のパワーは最強レベル。栄養&やせ要素がいっぱい

ゴーヤーのやせ成分

脂肪をエネルギーに変える酵素の働きを活発にしたり、代謝を促進して脂肪燃焼を盛んにしたりする働きをもつ注目成分です。

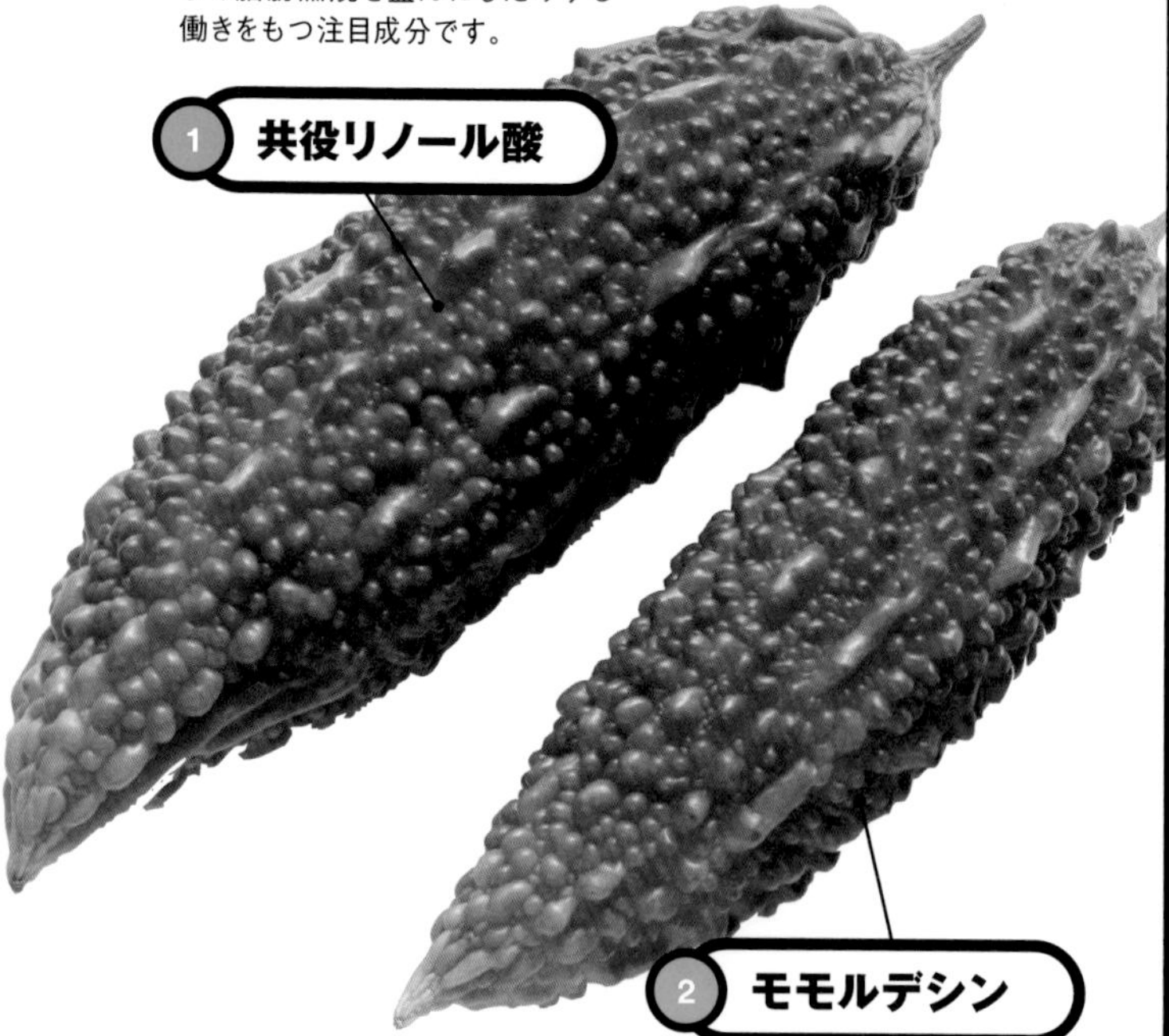

ゴーヤーの苦味のもとになっている成分で、ブドウ糖の吸収を促進することで血糖値を安定させ、脂肪のため込みを抑制します。

夏になると野菜売り場に並ぶゴーヤー。ニガウリの名前のとおり苦味が特徴ですが、この苦味のもととなるモモルデシンが、血糖値や脂肪のため込みを抑えてダイエットをサポートしてくれます。体脂肪減少をサポートするといわれる不飽和脂肪酸の一種、共役リノール酸も豊富です。

これらのやせサポート成

食べ方アイディア

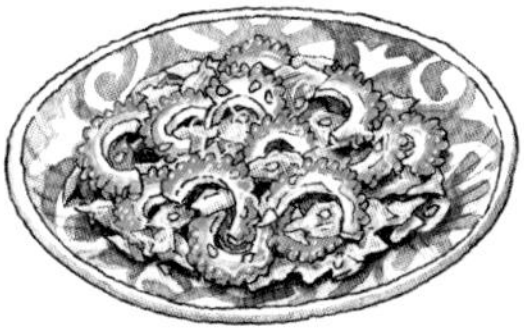

【ツナマヨ】

薄く切ったゴーヤーをレンチンしてツナとマヨネーズであえます。ポン酢や味噌をちょっと加えて味を調えても。ぜひワタも一緒に。

【カレー炒め】

輪切りにしたゴーヤーと好みの野菜を食べやすく切り、マヨネーズで炒めて酒と塩、カレー粉を加えて。ワタや種を使っても。

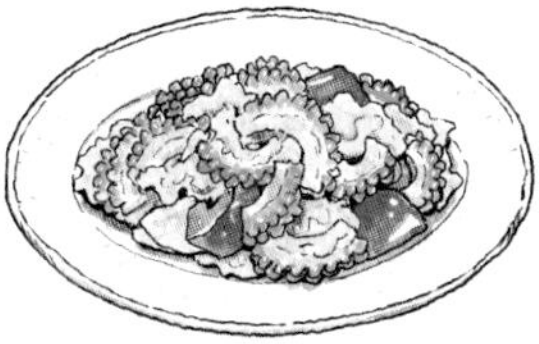

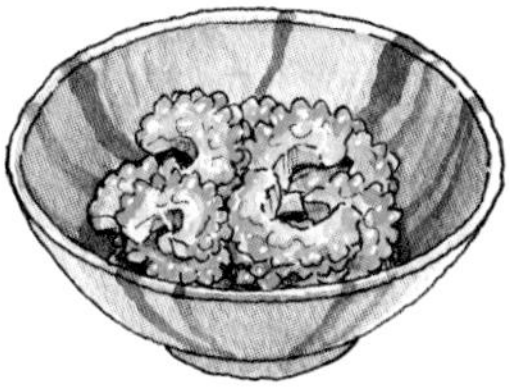

【味噌あえ】

薄い輪切りにしたゴーヤーをレンチンして、すりごまと味噌を合わせてあえます。しばらく漬けてから食べると苦味がやわらぎます。

ビタミンC比べ

（100gあたり）

	ビタミンC	糖質
ゴーヤ	76㎎	1.3g
キャベツ	38㎎	3.4g
きゅうり	14㎎	1.9g
トマト	15㎎	3.7g
レモン	100㎎	7.6g
キウイ	71㎎	10.8g
リンゴ	6㎎	14.3g

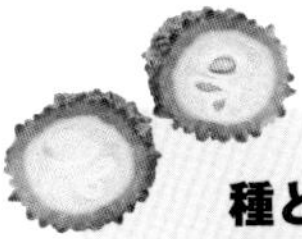

種とワタも捨てないで！

ゴーヤーはワタや種にも栄養が豊富。ワタに含まれるビタミンCは実の3倍ともいわれ、カルシウムをはじめとするミネラル類もたっぷりで、健康やせをサポートしてくれます。ワタは、加熱するととろっとやわらかく、種はカリッと香ばしく食べられます。オリーブオイルやごま油で炒めたり、素揚げにするのがおすすめです。

分のほか、ビタミン類、ミネラル類、食物繊維がたっぷりで、むくみを防いだり、めぐりをよくしたり。夏バテ防止に欠かせないといわれるほど栄養価が高く、美容や健康やせにもお役立ち。最近では夏以外にも見かけますが、パワーを最大限発揮する旬に積極的にとることで、ダイエットの味方につけたい野菜です。

DOCTOR'S COMMENT

ダイエットにも美容&健康にもパワーを発揮するすごい野菜。夏野菜の代表として旬にどんどん食べたい。

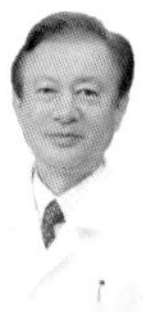

ENTRY FOODS NO. 25

添えるしそ

低カロリーで体を整える。ちょい足しで美痩身サポート

シソのやせ成分

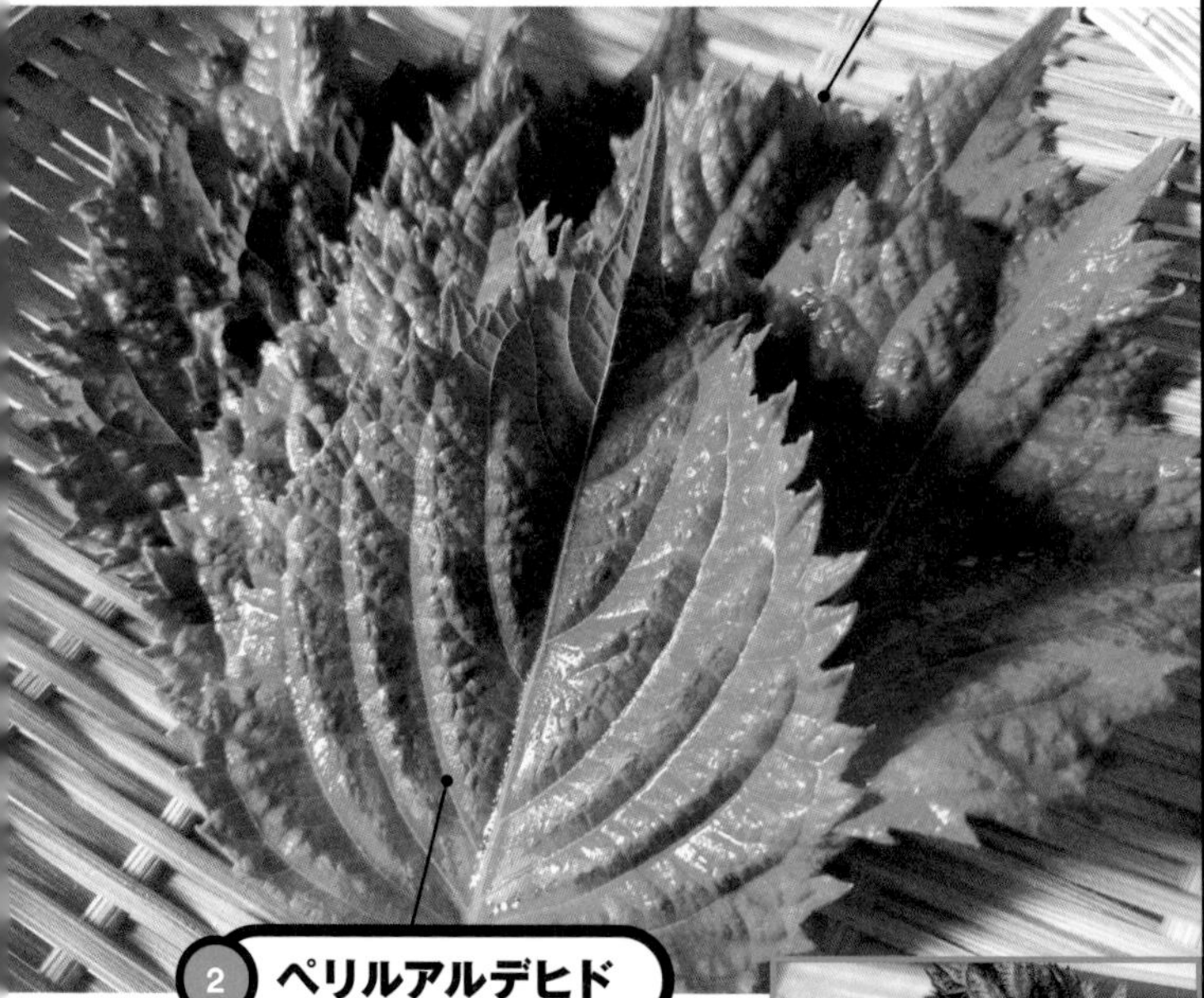

1 パントテン酸

別名ビタミンB5ともいわれ、脂質や糖質の代謝を促進する、腸を整えるなどの働きのほか、免疫にも関わり健康やせのサポートを。

2 ペリルアルデヒド

独特の香りのもととなる成分で、消化・吸収を助けるほか、ストレスを緩和する作用もあり、ダイエット中の食事を豊かにしてくれます。

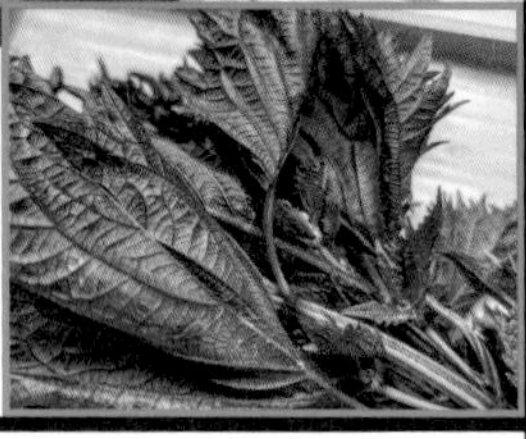

メインの食材になりにくいしそですが、ダイエットをサポートする栄養素が豊富。さまざまな料理に「添える」「ちょい足しする」を意識すると、ダイエットがはかどります。

ビタミンB群のパントテン酸は、脂質の代謝を促進させます。また腸の調子を整えるともいわれ、食物繊維と合わせてキレイや

食べ方アイディア

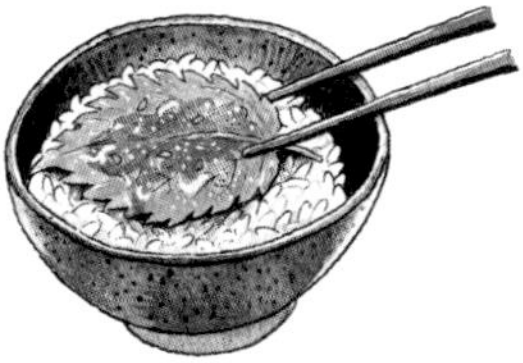

【しそキムチ】

しその葉を洗ってキムチのもと、コチュジャン、しょうゆ、ごま油を合わせた調味料と食べます。刻んだしその葉を白菜キムチなどに加えても○。

【なんでもしそあえ】

大根やきゅうりなど、好みの野菜としそを食べやすく切ったりちぎったりして、塩やしょうゆ、酢、ごま油、マヨネーズなどの調味料であえます。

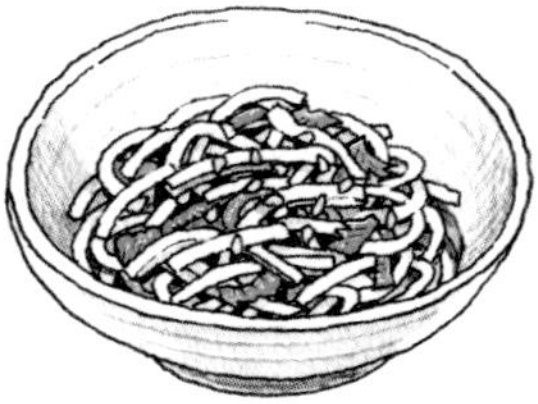

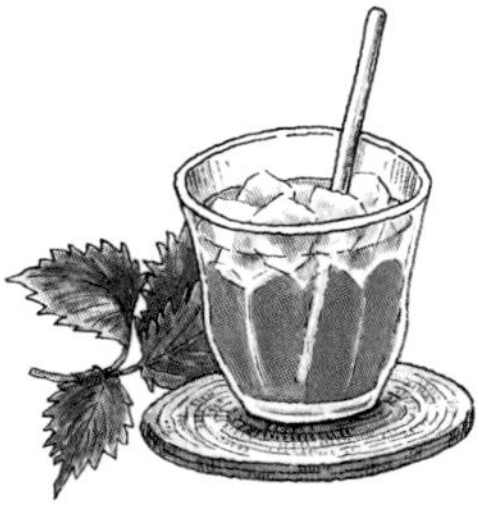

【しそドリンク】

赤いしその葉を洗って水で煮出し、葉を取り出した汁を冷ましてから、塩と酢、またはレモン汁を加えます。濃いめに作って炭酸で割っても。

しその栄養素

（100gあたり）

	葉	実
糖質	0.2g	0
カリウム	500mg	300mg
カルシウム	230mg	100mg
葉酸	110μg	72μg
パントテン酸	1mg	0.8mg
ビタミンC	26mg	5mg
食物繊維	7.3g	8.9g
カロリー	32kcal	32kcal

実もお役立ち

しそは実の部分にもキレイやせ、健康やせをサポートする成分が含まれています。葉にも含まれるβ-カロテンや、ビタミンE、ビタミンK、食物繊維も豊富です。穂のままで入手したら、穂から外してバラバラにします。塩やしょうゆに漬ければ長期間保存でき、ご飯のお供や料理のアクセントに。葉と一緒につくだ煮にしてもおいしいです。

さわやかな香味で料理にアクセントをつけながら体をすっきりさせてくれる。

DOCTOR'S COMMENT

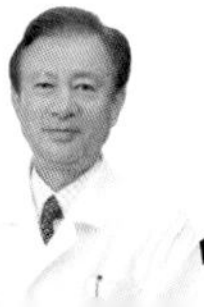

せに欠かせない腸活効果も。香りのもととなるペリルアルデヒドは胃腸の調子を整え、消化・吸収を助け、めぐりをサポート。味や気分をすっきりさせてくれる香り、パントテン酸によるストレス緩和作用なども、食事の満足感を高めたり、ダイエット中のイライラを軽減したりしてくれます。

ENTRY FOODS NO. 26

お先にアボカド

ダイエットにもいい脂質、不飽和脂肪酸が豊富

アボカドのやせ成分

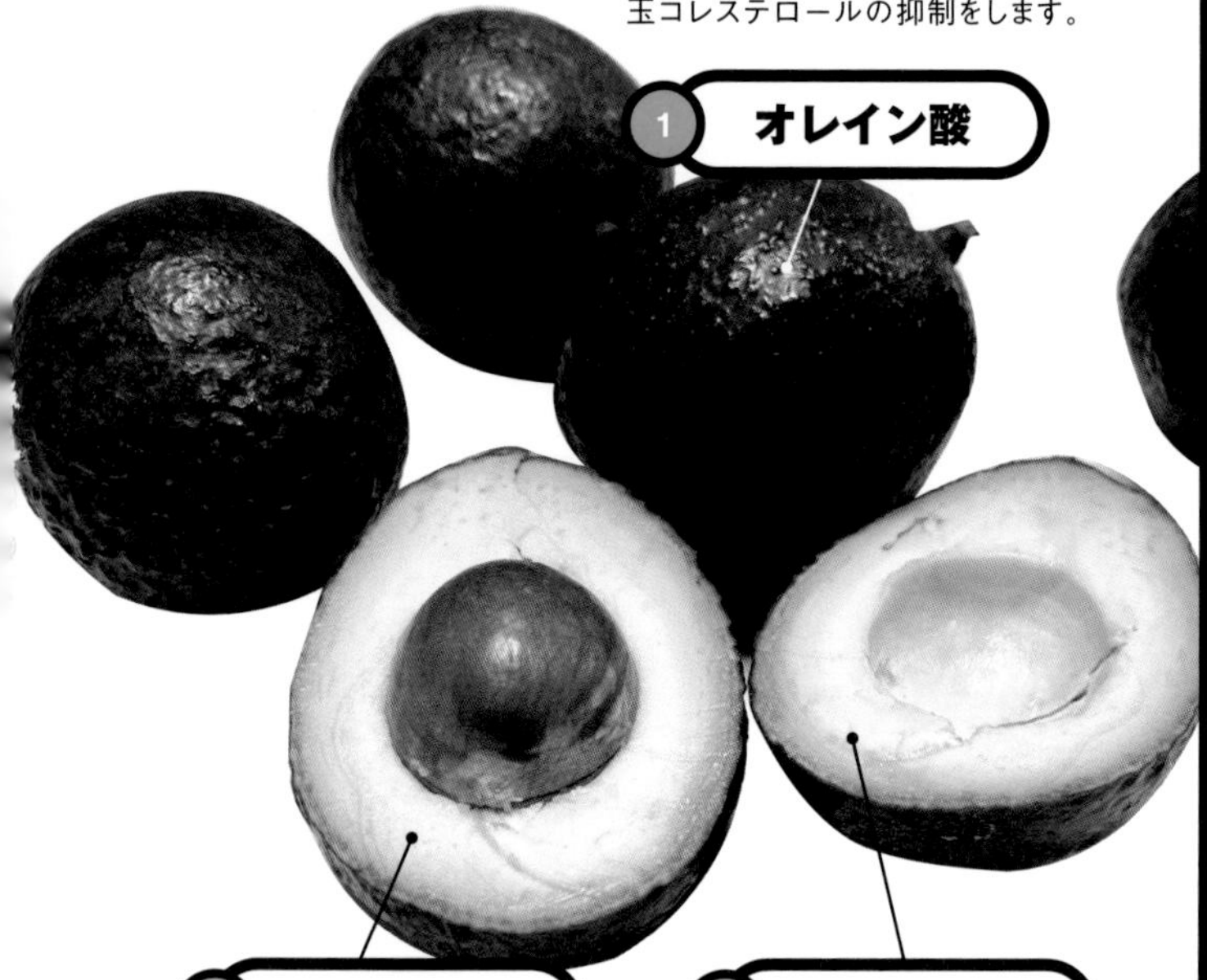

1 オレイン酸

アボカドの脂質のほとんどは不飽和脂肪酸の一種であるオレイン酸。コレステロール濃度の調整や、悪玉コレステロールの抑制をします。

2 ビタミンE

抗酸化作用が強く、体をイキイキさせることで、めぐりの改善や代謝の正常化をサポート。冷えや老化の予防効果が期待できます。

3 食物繊維

血糖値の急上昇を防ぐ、糖質の吸収を抑える、腸内の老廃物の排出に役立つことなどで、ダイエットに欠かせない成分としておなじみ。

森のバターと呼ばれるほど脂質を含み、カロリーも高めのアボカドですが、実は低糖質で優秀な「やせる食べ物」。アボカドの脂質はゆっくり消化・吸収されるために、食後の満足感を長続きさせてくれます。

そのほかにも食物繊維を多く含んで腸内環境を整えたり、カリウムでむくみを解消したり。ビタミンEな

食べ方アイディア

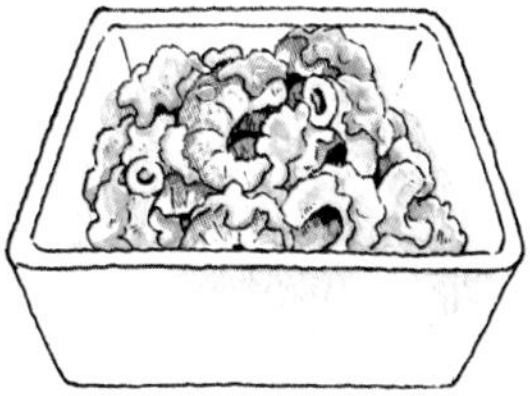

【アボカドソース】

刻みアボカド、オリーブオイル、塩、こしょう、レモン汁、マヨネーズをボウルなどに入れ、スプーンでアボカドをつぶしながらまぜます。肉や魚、サラダにかけて。

【寒天あえ】

寒天とアボカドを食べやすく切り、粒マスタード、しょうゆ、レモン汁を合わせてあえます。食前に食べると食べすぎの防止に。

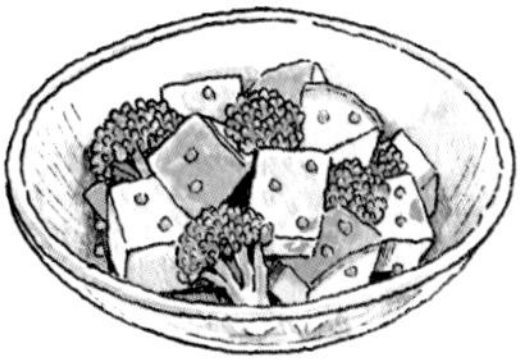

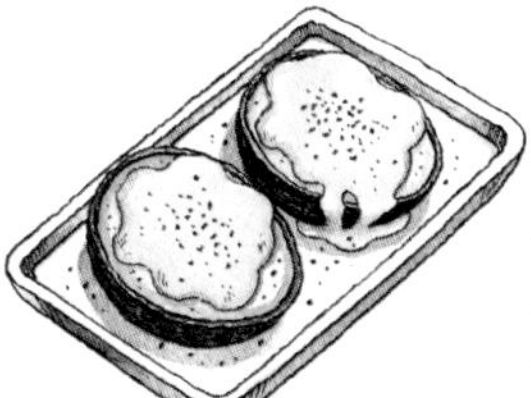

【アボカドグリル】

アボカドを縦に割り、種を取って耐熱皿に。オリーブオイルと塩、こしょうを振り、オーブンかトースターで軽く焦げめがつくまで焼きます。

アボカドの栄養成分

（100gあたり）

糖質	2.3g
脂質	17.5g
カリウム	590mg
ビタミンC	12mg
葉酸	83μg
食物繊維	5.6g
カロリー	176kcal

アボカドの保存法

アボカドはお店で買っても食べごろに悩むことがあります。かための実はサラダにまぜるなどし、やわらかい場合はつぶしてソースにしたり、グリルでとろっと食べたり、それぞれの食べ方で楽しみましょう。1日½〜1個が適量。半分残したアボカドは黒ずみがち。種を残し、レモン汁をかけておくことで、保存性が高まります。

どキレイやせにお役立ちの栄養素が豊富に含まれているため、食べすぎに注意すれば、積極的に取り入れたい食べ物のひとつです。

血糖値の急上昇を抑えるサポート力もあるので、食事の最初に食べることがポイント。そして1日1回、½〜1個ぐらいを目安にすることで、ダイエットの味方になってくれます。

DOCTOR'S COMMENT

こってりした食感の食べごたえで満腹感を与えてくれる。サラダに入れたりして積極的にとりたい。

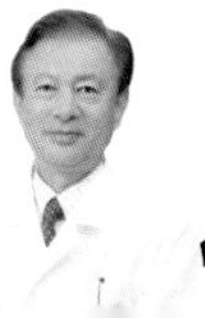

ENTRY FOODS NO. 27

置きかえしらたき

主食がわりに食べて糖質を大幅オフ

しらたきのやせ成分

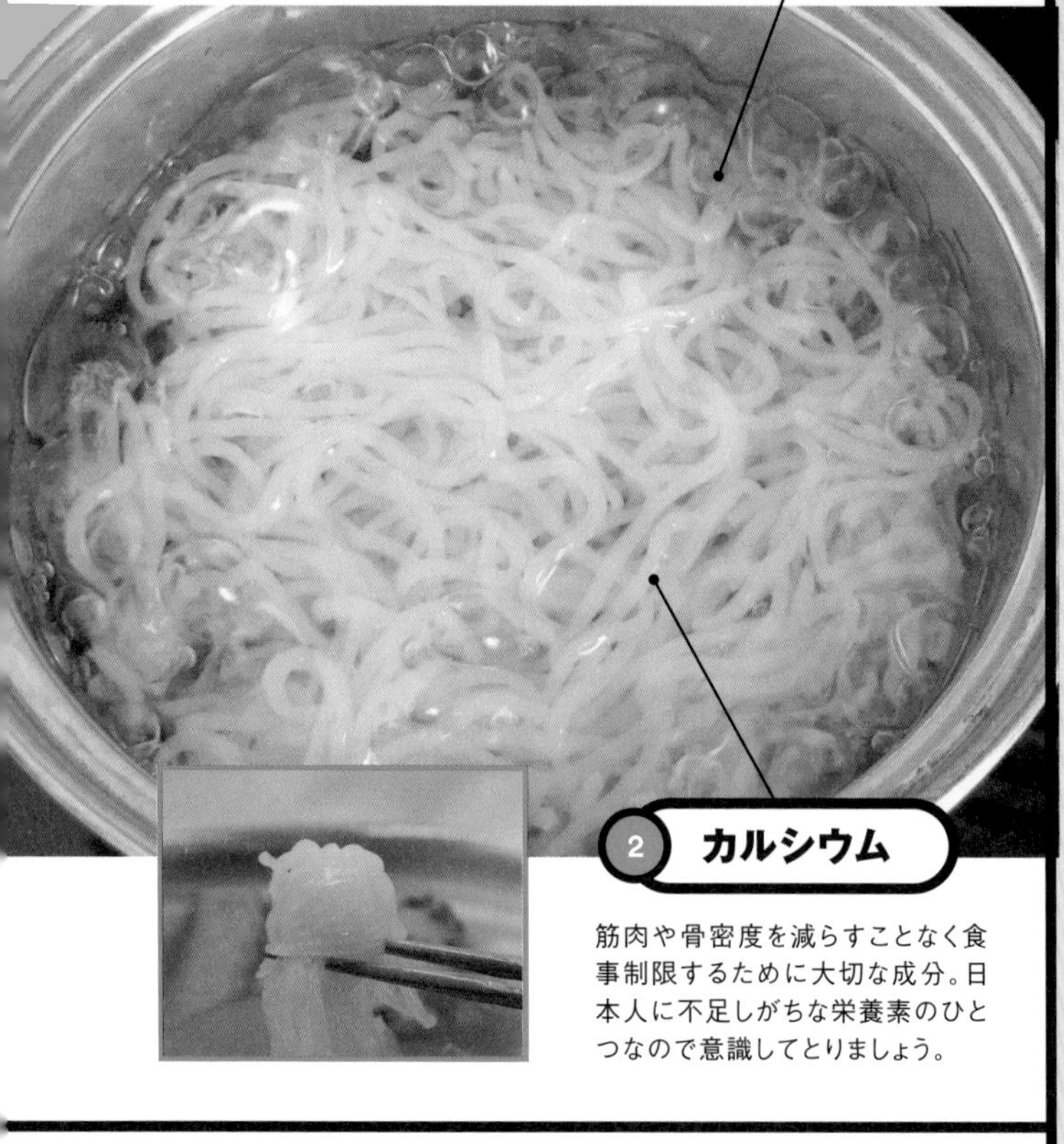

1 グルコマンナン

こんにゃくやしらたきに含まれる食物繊維の一種。水を吸ってふくらみ、満腹感をキープするほか、腸内の老廃物の排出を強力サポートします。

2 カルシウム

筋肉や骨密度を減らすことなく食事制限するために大切な成分。日本人に不足しがちな栄養素のひとつなので意識してとりましょう。

こんにゃくいもから作られるしらたきは、低カロリー、低糖質のダイエットにぴったりな食材です。しかも味にクセがなく、のどごしがいいので、いろいろな料理にアレンジ可能。おすすめは、麺やご飯との置きかえ。血糖値の上昇もカロリーもぐっと抑えながら、主食をしっかり食べている満足感が得られます。

食べ方アイディア

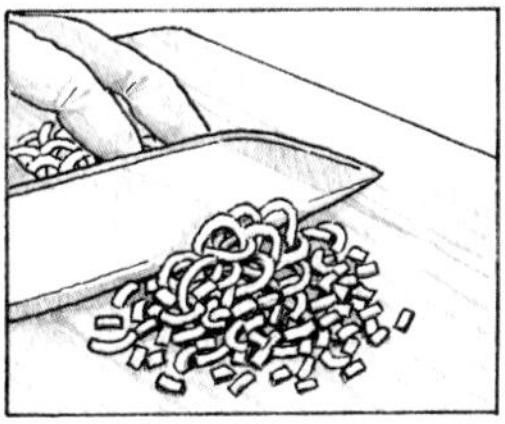

【しらたきご飯】

しらたきを軽くゆがいて細かく刻み、丼や炊き込みご飯の米のかわりに。完全置きかえでなくても、ご飯にまぜるだけで糖質オフ。

【しらたき麺】

しらたきを水洗いするか、においが気になるようなら軽くゆがいて麺の代わりに。どんな麺メニューにも自然に合って満足感も抜群です。

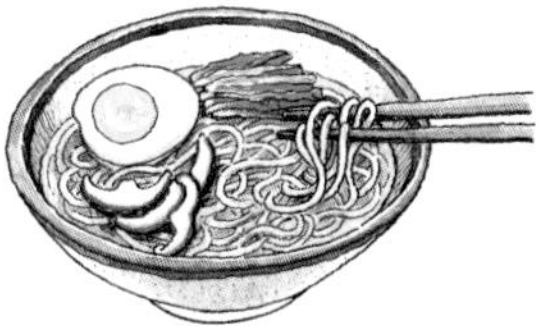

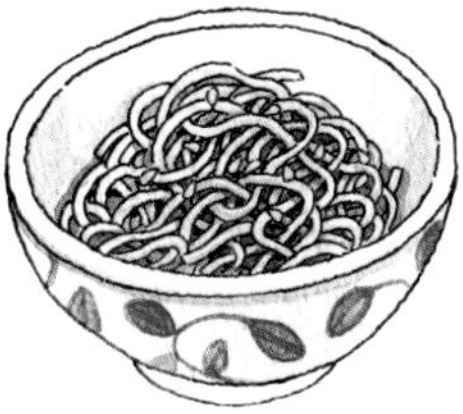

【しらたき漬け】

軽くゆがいて食べやすい長さに切ったしらたきを、熱いうちに好みの調味料に漬けます。おすすめは糖質の少ない麺つゆやポン酢+ラー油、味噌+ごま油など。

＼糖質比べ／

（100gあたり）

	糖質	食物繊維
しらたき	0.1g	2.9g
こんにゃく	0.3g	3g
ご飯	35.6g	1.5g
食パン	42.2g	4.2g
そば	48.5g	6g
うどん	53.2g	3.6g
中華麺	50.3g	5.4g

置きかえのバリエーション

淡泊な味で、麺のように細長いため、置きかえダイエットにぴったりの食材。ダイエット中には食べすぎ注意の麺のかわりに。細かく刻めばご飯のかわりにもなります。アレンジすれば、食事のバリエーションは自由自在。1日1〜2食程度の主食をしらたきに変えるだけで、ストレスも栄養不足もないダイエットが可能。

いろいろある置きかえダイエットの中でも、扱いやすくやせ効果も◎な最強レベルのやせ力食材。

DOCTOR'S COMMENT

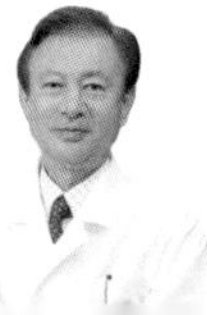

栄養的にも、本書で何度も解説している食物繊維やカルシウムが豊富なので、腸活の面でもキレイやせ&健康やせをサポート。体にためておくことができず、ダイエット中に特に不足しがちなカルシウムは、不足すると血圧の上昇を招きます。しらたき置きかえなら糖質&血糖値オフと必要な栄養補給が叶います。

ENTRY FOODS NO. 28

種ごとピーマン

栄養野菜をまるごと食べて、脂肪の排出を促す

ピーマンのやせ成分

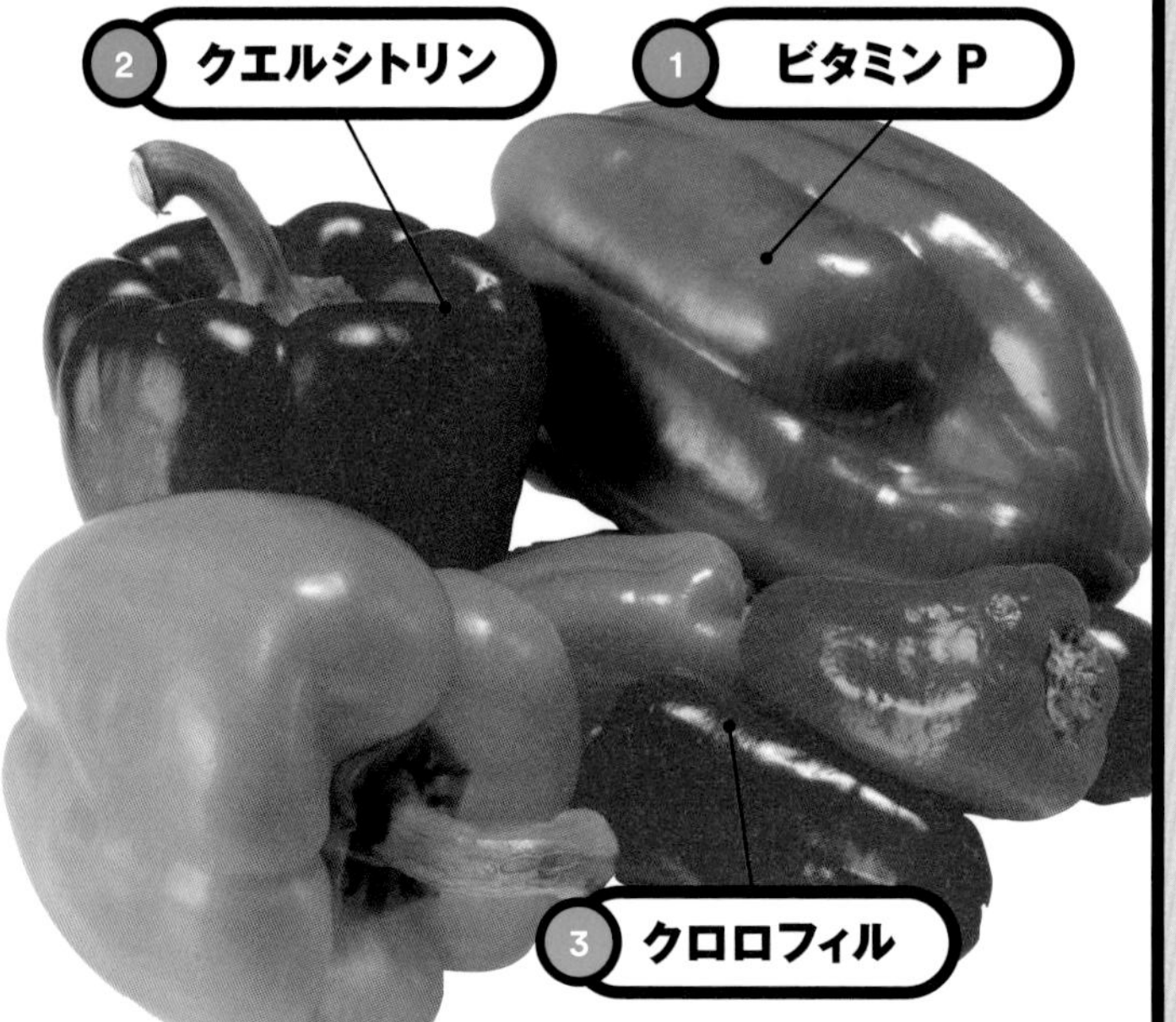

1 ビタミンP
ポリフェノールの一種でビタミンCを安定させたり、毛細血管を強くして血流を改善、悪玉コレステロールの抑制などの働きをします。

2 クエルシトリン
ピーマンの苦味のもとであり、血中脂肪の抑制や代謝アップ、血圧の安定などにお役立ち。利尿作用でめぐりもサポートします。

3 クロロフィル
濃い緑色のもととなる物質で、体内の老廃物の排出を助ける作用や血中コレステロールの低下作用などが期待できます。

レモンの2倍のビタミンCに、ビタミンCの吸収や働きをサポートし、代謝を促すビタミンP、抗酸化作用の高いβ-カロテンなどの栄養素を豊富に含むピーマン。ダイエット中は積極的にとりたい食材です。独特の苦みや香りが苦手という声も聞きますが、そのもととなっている成分、クエルシトリンには、脂肪の代謝

食べ方アイディア

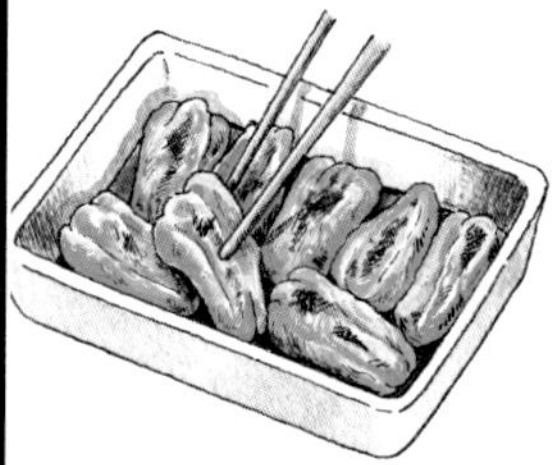

【種ごとピーマンの揚げびたし】

ピーマンを種ごとサラダ油かオリーブオイルで素揚げし、甘くない酢＋しょうゆにひたします。食べるときに削り節をかけて。

【種ごとソテー】

まるごとのピーマンをサラダ油、オリーブオイル、バター、マヨネーズなどでじっくり炒め、塩、こしょう、甘くない酢＋しょうゆなどで食べます。

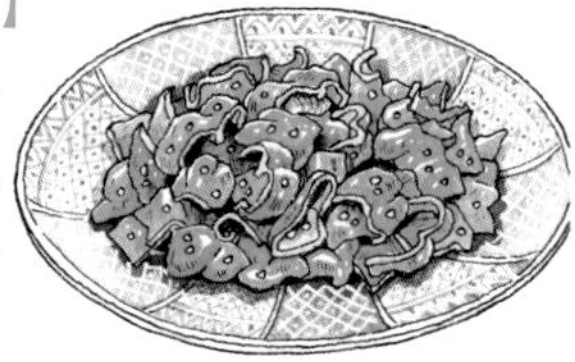

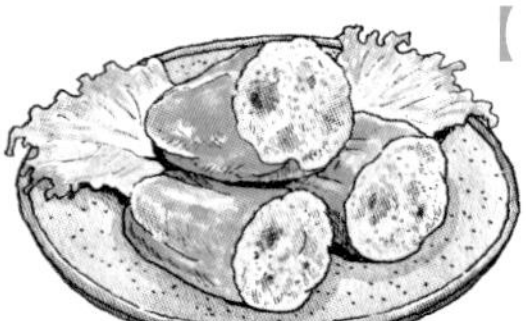

【種ごとファルシ】

ピーマンのヘタの部分を切って、取った種とひき肉をまぜ、塩、こしょうしたものを中に詰めます。フライパンでソテーし、白ワインを振って蒸し焼きに。

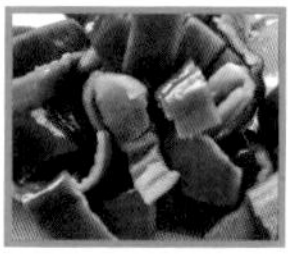

実だけ食べても

豊富なビタミン、ミネラルなどがバランスよくとれます。

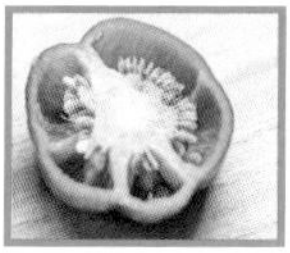

種ごと食べると

ビタミンC、カリウムのほか、ビタミンPやクエルシトリンなどの機能性成分がたっぷり。料理の手間も捨てる部分も少なくなって◎。

パプリカもダイエットに◎

ピーマンと同じ、唐辛子の仲間であるパプリカ。一般的にピーマンよりも大ぶりで肉厚です。糖質は低くないので、ダイエット中には1日1個程度に。ただしピーマン以上のビタミンCをはじめ、ピーマン同様にキレイやせにいい栄養素を含む、積極的に活用したい食材です。

を促進して脂肪のため込みを防ぐ作用や、血圧を安定させる作用が期待できます。

これらの栄養素は、捨ててしまいがちな種やワタに特に多く含まれるので、取り除かずにまるごと食べるのがおすすめです。種の軽い歯ざわりや、火を通したワタのとろり感など、多彩な食感が満足感もアップしてくれます。

DOCTOR'S COMMENT

種の苦みや食感も食べ慣れると当たり前のものになるはず。気になる場合は火をじっくり入れると食べやすい。

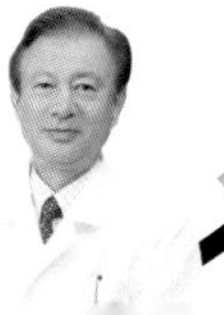

ENTRY FOODS NO. 29

パウダー高野豆腐

なんにでも加えて、もっとダイエットサポート

高野豆腐のやせ成分

中性脂肪やコレステロールの酸化を抑制するといわれる大豆サポニン。肝機能を助けて肝脂肪を防ぐ働きが期待できます。

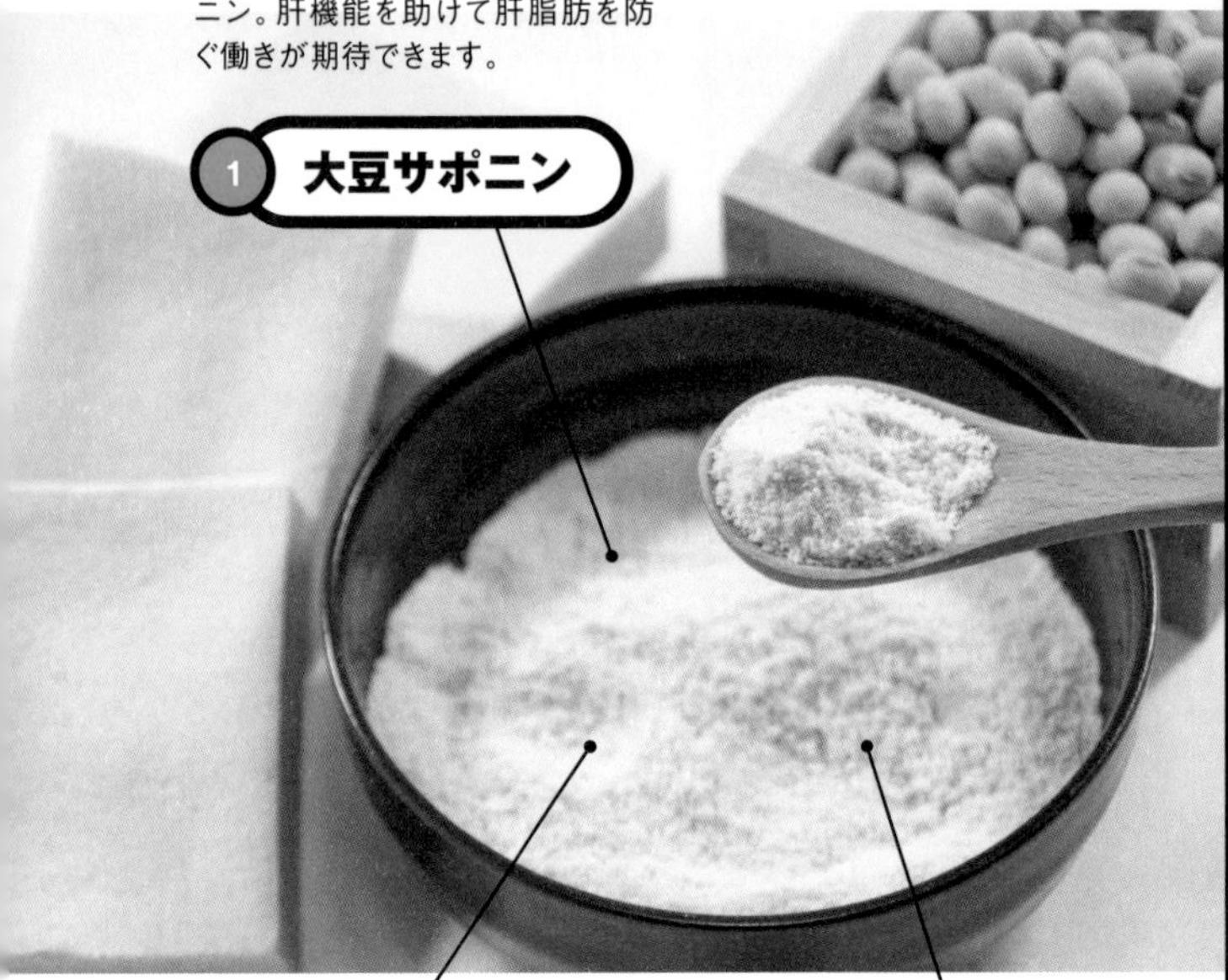

3 β-コングリニシン

大豆タンパク質の主要成分のひとつであり、中性脂肪、内臓脂肪の低減作用が報告されています。内臓脂肪が多い人ほど効果が期待できます。

2 鉄

血液を作るために欠かせない鉄分は、ダイエット中に不足しがちな栄養成分のひとつ。不足すると代謝が滞り、脂肪を貯めやすい体に。

豆腐の水をしぼって作る高野豆腐には、栄養素がぎゅっと詰まっています。特に大豆サポニンは、食品の中でも最も多く含まれるといわれるほど。脂肪の蓄積を防ぎ、肝機能の改善をサポートしてくれます。

そのまま料理して食べてもいいけれど、毎日手軽にとるためにはパウダーが一番。なんにでもプラスでき、

食べ方アイディア

\ なんでもパウダーin /

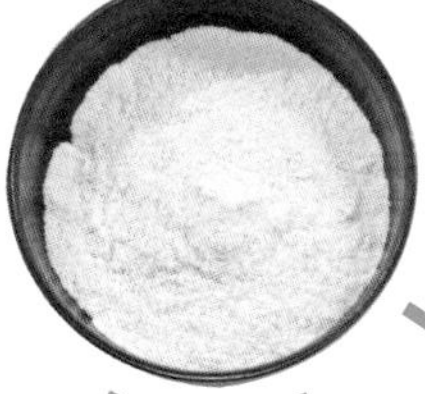

\ 乾かすことで栄養が凝縮 /

（100gあたり）

	糖質	タンパク質	鉄
高野豆腐	1.7g	50.5g	7.5mg
木綿豆腐	0.4g	7g	1.5mg
絹ごし豆腐	1.1g	5.3g	1.2mg
おから	2.3g	6.1g	1.3mg

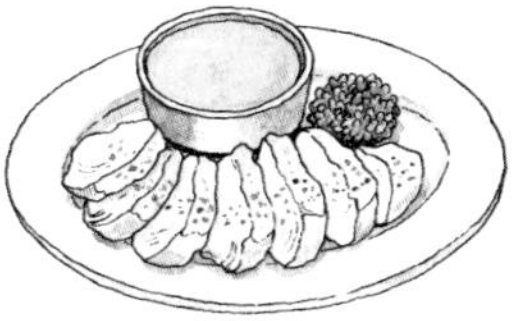

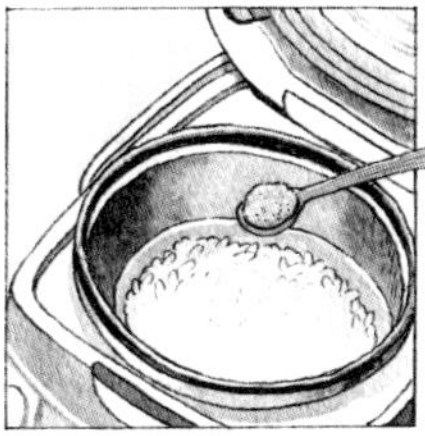

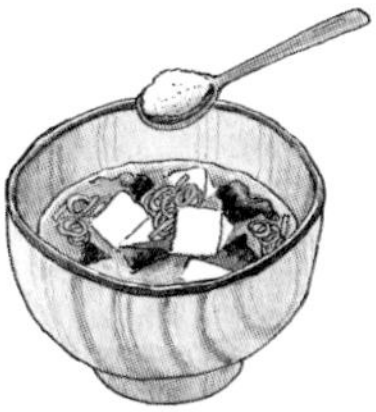

【 ソースにin 】

肉や魚のソースや、野菜のドレッシングにパウダーをまぜます（市販の調味料はできるだけ糖分の少ないものを）。オリーブオイルや酢を足しても。

【 ご飯にin 】

ご飯を炊くときにおからパウダーをまぜます。水を吸うのでいつもより少し多めの水かげんがおすすめ。

【 味噌汁にin 】

いつもの味噌汁におからパウダーを加えてよくまぜて、やせ成分と満腹感を手軽にプラス。

DOCTOR'S COMMENT

そのまま食べても健康やせの味方だけれど、パウダー状ならいつもの料理に手軽にプラスできる。

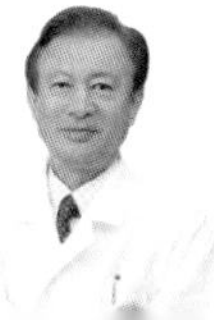

料理の最初にでも最後にでもプラスできるのでとても便利です。

パウダー状の高野豆腐は市販もされていますが、手作りするのも簡単。高野豆腐をとにかく刻むだけです。料理に加えたのがわからないほど自然な味や食材ですが、水を吸ってふくらむので満足感は抜群。いつものメニューをダイエット食に。

ENTRY FOODS NO. 30

ねぎでボリュームアップ

根にも葉にもそれぞれダイエットサポート成分が

ねぎのやせ成分

1 硫化アリル

ねぎ類のにおいや辛みのもととなる成分。血行を促すことで代謝を上げ、糖質をエネルギーに変えるビタミンB_1の働きを助けます。

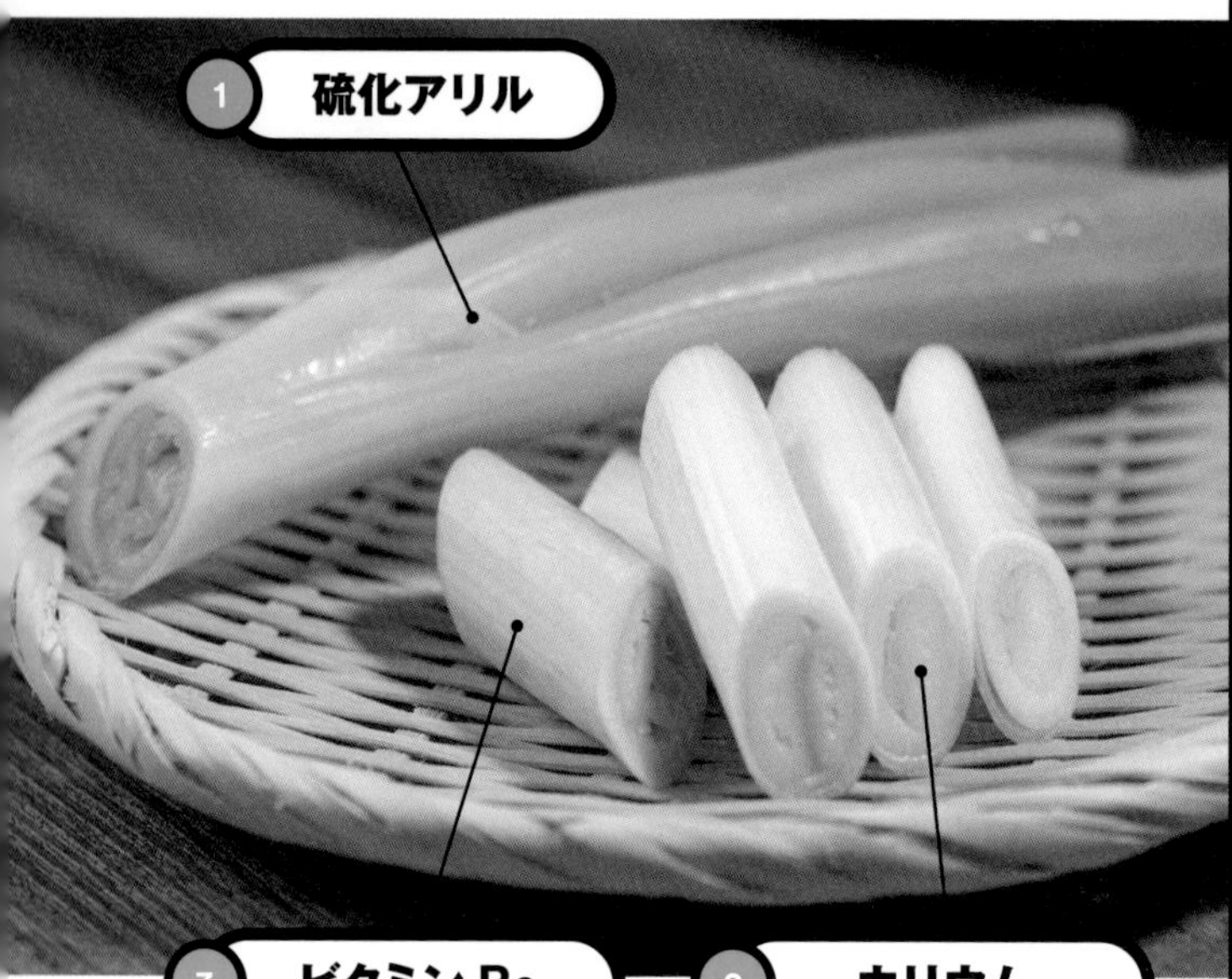

2 カリウム

余分な塩分の排出を促し、高血圧を抑制する作用があります。水分のため込みを抑えてむくみを予防・解消してめぐりを助ける働きも。

3 ビタミンB_6

タンパク質の代謝を促し、やせやすい体質づくりを助けます。タンパク質と一緒にとることでダイエットの効果アップが期待できます。

ねぎは緑の葉の部分と白い根の部分、どちらもダイエットに役立つ栄養素を含みます。葉の部分にはビタミンが多く、ダイエットビタミンと呼ばれるビタミンB_6も含まれています。辛みの成分である硫化アリルは、体をあたためてめぐりをよくしたり、糖質を効率よくエネルギーに変えたりするために役

食べ方アイディア

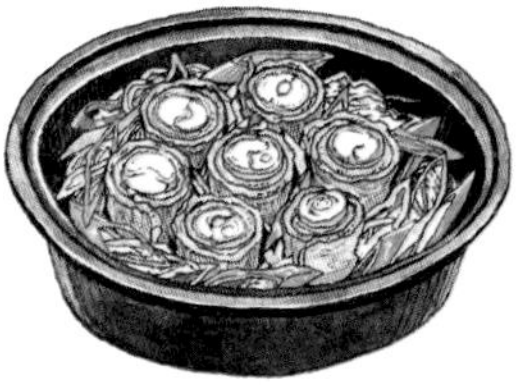

【 肉巻きねぎ 】

ねぎの白い部分を食べやすく切り、赤身の薄切り豚肉を巻いてフライパンで焼いて塩、こしょう。ねぎで薄切り肉も食べごたえがアップ。

【 酢味噌あえ 】

ねぎをレンチンして食べやすく切り、味噌と酢を合わせた酢味噌をあえます。ごま油やマヨネーズを加えても○。

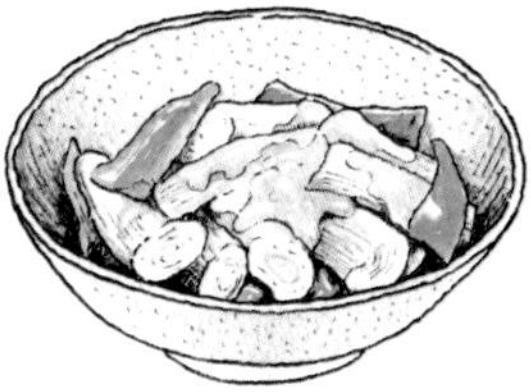

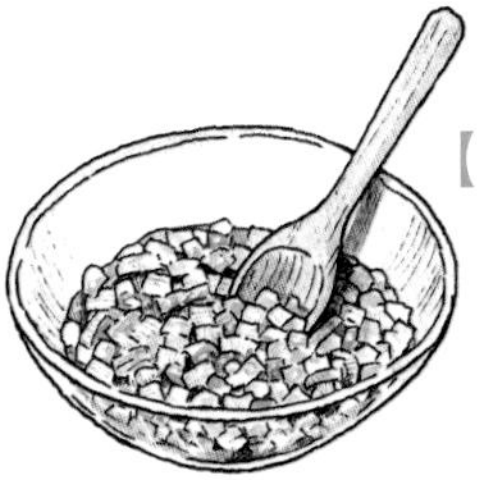

【 小ねぎあえだれ 】

市販のたれやドレッシング、手作りのたれにみじん切りした小ねぎを加えて、やせ成分をプラスしながら食べごたえや満足度をアップ。

＼ 場所によって使い分け ／

長ねぎの葉の部分

レンチンして
あえ物に

長ねぎの根の部分

熱を加えて
熱々とろりを楽しむ

小ねぎ

刻んで薬味で
料理のアクセントに

長ねぎ、小ねぎ、わけぎ、あさつき。ダイエットに向くのは？

わけぎとあさつきは、元はねぎとは違う種類。小ねぎは青ねぎを若どりしたものですが、あいまいに使われることも多いようです。やせ成分は長ねぎが多いですが、いずれもキレイやせをサポートしてくれます。

立つ働きをします。

まずは薬味として、毎日の食事に取り入れましょう。さらにねぎ料理も取り入れると◎。焼くと甘みが増しますが、油の量を控えれば低カロリー、低糖質で料理の1品になるほか、肉、魚ともに相性がいいため、料理に加えてボリュームアップするのもいいでしょう。

焼いた白ねぎのとろりとした食感や、いろいろな部分で楽しめるあえ物で食事の満足感、楽しみをアップ。

DOCTOR'S COMMENT

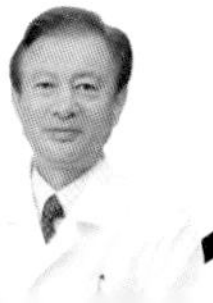

皮はぎ鶏むね肉

低カロリーで高タンパク。注目のダイエット食材

むね肉のやせ成分

皮をとるとよりヘルシー

生のむね肉100gあたり

皮なしなら 糖質0g カロリー113kcal

皮つきなら 糖質0g カロリー229kcal

脂肪になりにくくエネルギーになりやすいタンパク質。代謝を上げる働きがあり、やせ体質をつくるために欠かせません。

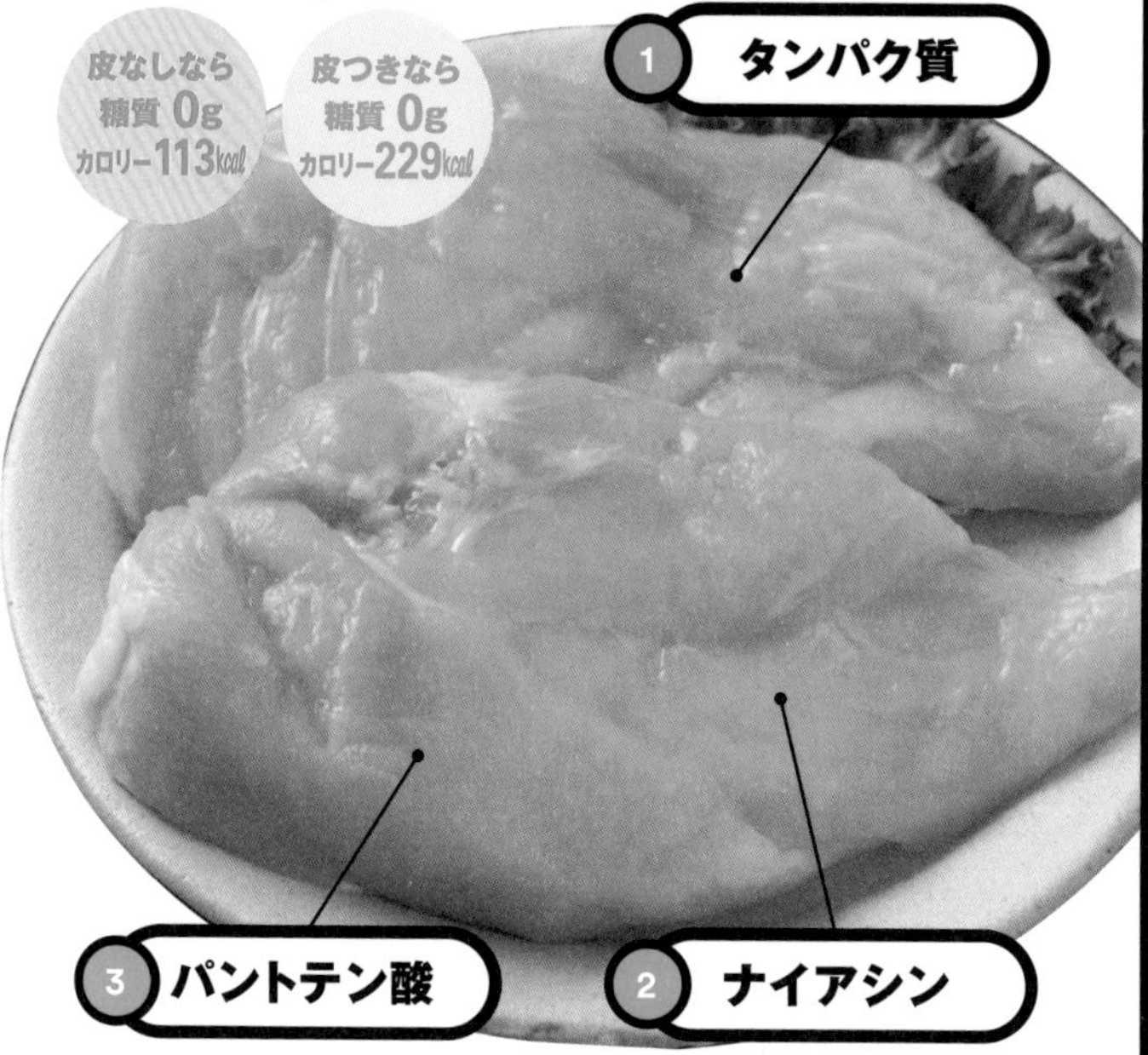

1 タンパク質

2 ナイアシン

ビタミンB群の一種で、タンパク質や糖質、脂質の代謝を促し、脂肪の蓄積を抑制。血中脂質やコレステロールを減らす作用も。

3 パントテン酸

ビタミンの一種で、糖質や脂質を効率的にエネルギーに変える働きのほか、ストレスのやわらげやビタミンCの働きのサポートも。

健康的なダイエットのために欠かせないのが、筋肉量を増やすことです。消費エネルギーが増え、代謝が上がり、脂肪をためにくくなります。筋肉のもととなるタンパク質を積極的にとることは今やダイエットの常識。肝臓に脂肪をためないためにも重要です。

鶏むね肉は良質なタンパク質を含みながら糖質は少

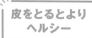

食べ方アイディア

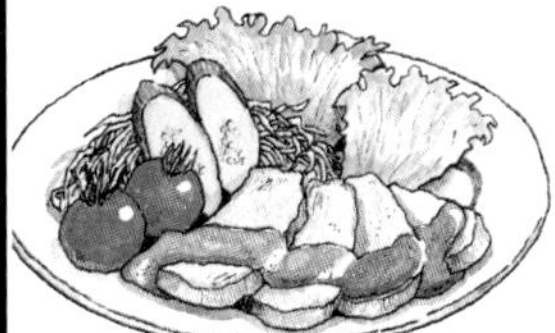

【ヨーグルトケチャップ焼き】

皮を取ったむね肉をヨーグルトと塩、ハーブや香辛料をまぜたものにつけ、30分以上おいてから焼きます。ヨーグルトがパサつきを防いで風味もアップ。

【塩麹鶏ハム】

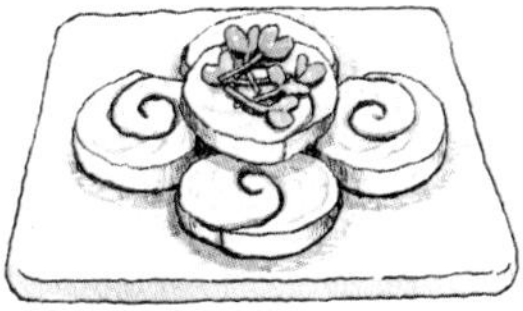

皮を取ったむね肉に塩麹を塗って1時間ほどおきます。塩麹を軽くふき取り、むね肉をくるくる巻いてラップとアルミホイルで包み、ゆでて余熱で火を通します。

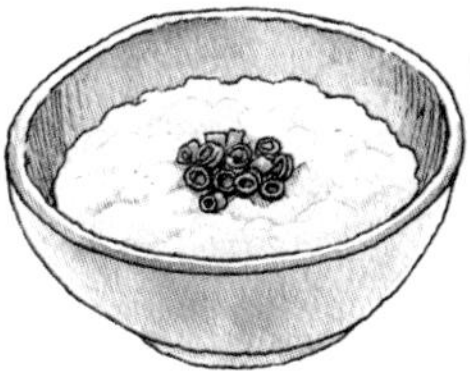

【ふわふわスープ】

皮を取ったむね肉を小さく刻み、鍋に卵白・かたくり粉と一緒に入れます。まぜながら弱火で煮込み、卵白がふわふわに固まったら塩、こしょうを。

＼ほかの部位との比較／

（100gあたり）

部位	糖質	カロリー
もも肉（皮つき）	0	234㎉
もも肉（皮なし）	0	128㎉
ささ身	0	107㎉
手羽	0	182㎉
皮	0	466㎉

しっとりやわらかく味わうコツ

タンパク質が豊富な食材の中でもアミノ酸バランスがよく、ダイエット中のタンパク質補給として積極的にとりたい鶏むね肉ですが、皮を取って火を通すとパサつきがち。原因は水分が失われるためです。加熱の際に、保水性のある砂糖を加えた調味液をもみ込んで少しおき、小麦粉やかたくり粉をまぶすことでしっとり仕上がります。

ない、ダイエットに最適の食材。ただし皮はカロリーや脂質が高めなので、ダイエット中は取り除くのがおすすめです。肉の部分に必須アミノ酸をすべて含むほか、代謝をサポートするビタミンB群、メンタルを整えるグリシンやトリプトファンなどの成分も含むので、ダイエット中のストレス軽減も期待できます。

しっかり食べてやせるための栄養素が豊富で、ダイエットといえば鶏むね肉といわれるほどの最強食材。

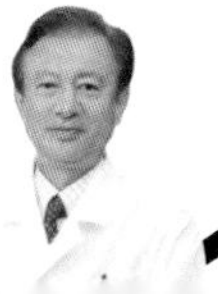

DOCTOR'S COMMENT

ENTRY FOODS NO. 32

ピンク鮭

赤い色素にダイエットと美容のサポートがたっぷり

鮭のやせ成分

強い抗酸化作用があり、体をイキイキ保つことで健康やせをサポート。脂質の代謝アップや酸化抑制作用も報告されています。

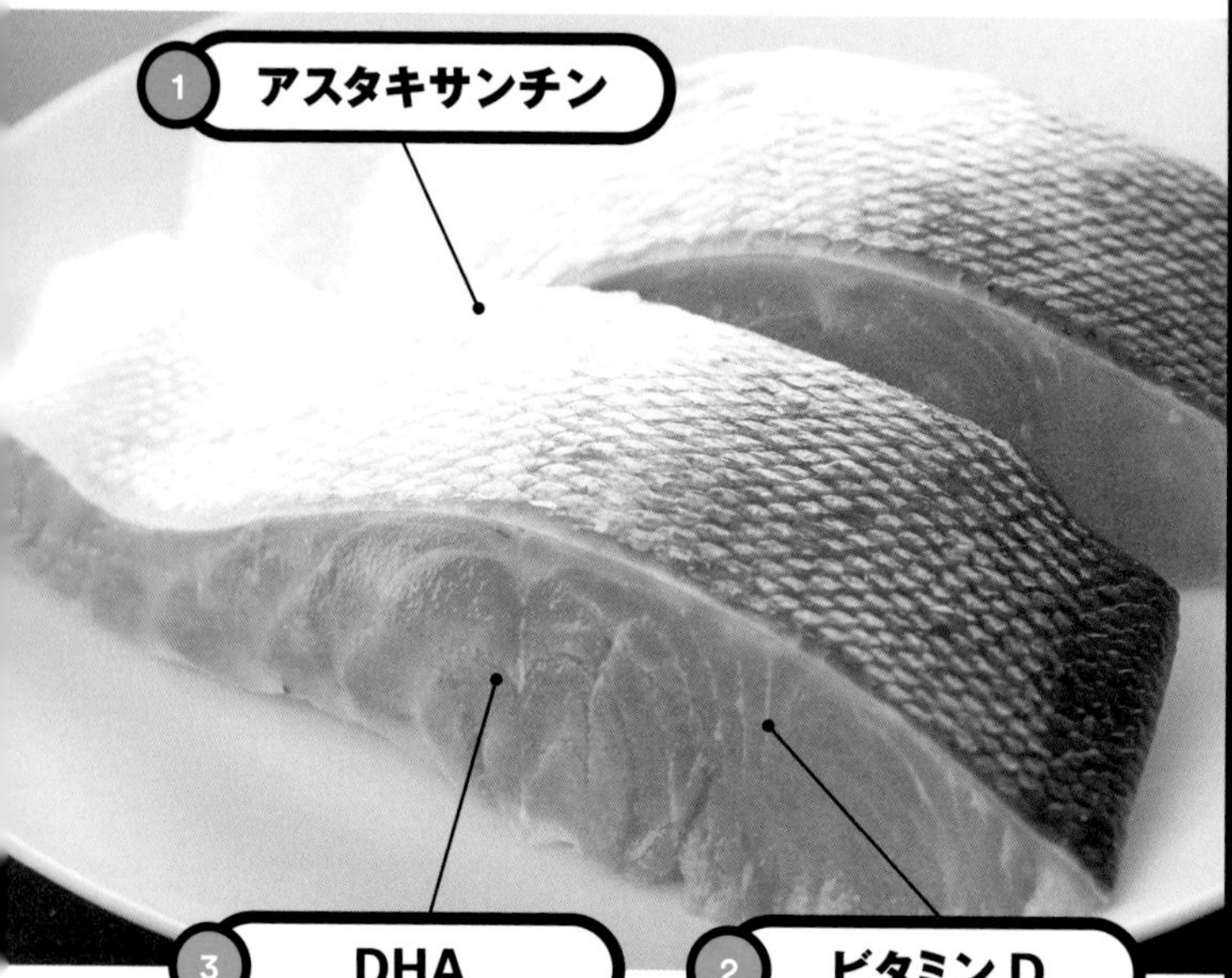

1 アスタキサンチン

2 ビタミンD

脂溶性のビタミンで、必須アミノ酸の分解を抑制する働きをすることで筋肉づくりをサポート。内臓脂肪のため込みを抑制する働きも。

3 DHA

必須脂肪酸のひとつで、血管や脳の健康を保つ成分として注目されます。血流を促進し中性脂肪値を下げてダイエットサポートする働きも。

鮭はタンパク質と一緒にダイエットにうれしい栄養素をとることができる「やせる食べ物」のひとつ。

鮭のピンクの部分に多く含まれるアスタキサンチンは、β-カロテンの約40倍ともいわれる強い抗酸化作用で生活習慣病を防ぎ、若々しさや健康を保つことでキレイやせ、健康やせのサポートを。特に運

食べ方アイディア

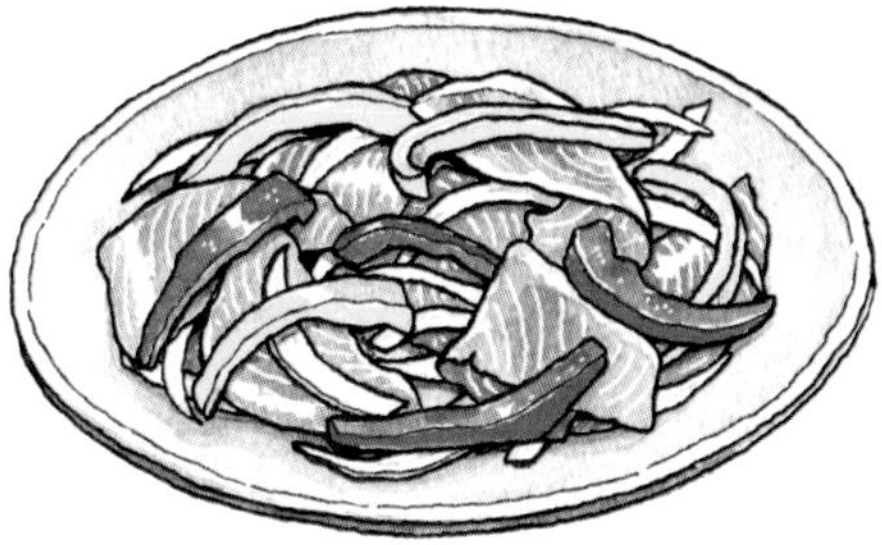

【サーモンマリネ】

赤身のサーモンに塩を振ってラップで包み、1～2時間ほどおきます。薄く切って玉ねぎやパプリカの薄切り、お好みのハーブ、オリーブオイル、レモン汁と合わせます。

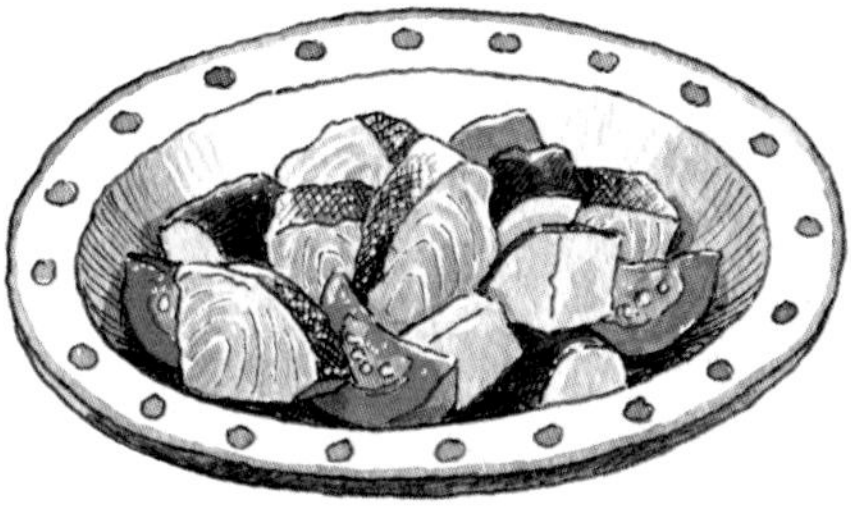

【トマト蒸し】

鮭の切り身と切ったトマト、好みのきのこや野菜を加えて酒を振り、フライパンで蒸し煮にします。トマトの酸味に塩、こしょうを加えて味を調えます。

鮭の栄養成分

（100gあたり）

	銀鮭	紅鮭
糖質	0.3g	0.1g
タンパク質	19.6g	22.5g
脂質	12.8g	4.5g
ビタミンD	15μg	33μg
DHA	890mg	480mg
EPA	310mg	270mg

鮭は加熱、サーモンは生でも

鮭とサーモンは、一般的には区別があいまいです。ひとつ、大きな違いとしては、鮭は加熱して食べることが多く、サーモンは生食にも向くということ。好みや料理法に合わせメニューに上手に取り入れて、ダイエット中の食事を充実させましょう。

動時の脂質燃焼を促進させるともいわれています。

また、コレステロール値を下げたり、中性脂肪を減らしたりするオメガ3脂肪酸であるDHAやEPAも豊富。これらの脂肪酸は血糖値の低下をサポートするほか、食欲を抑える作用が期待できます。油脂少なめの調理法で取り入れるのがおすすめです。

和食にも洋食にも取り入れやすい鮭には、タンパク質や、ダイエットサポート成分がいろいろ。

DOCTOR'S COMMENT

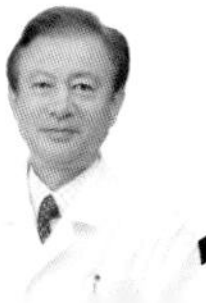

ENTRY FOODS NO. 33

最初にれんこん

豊富な食物繊維でベジファーストに○

れんこんのやせ成分

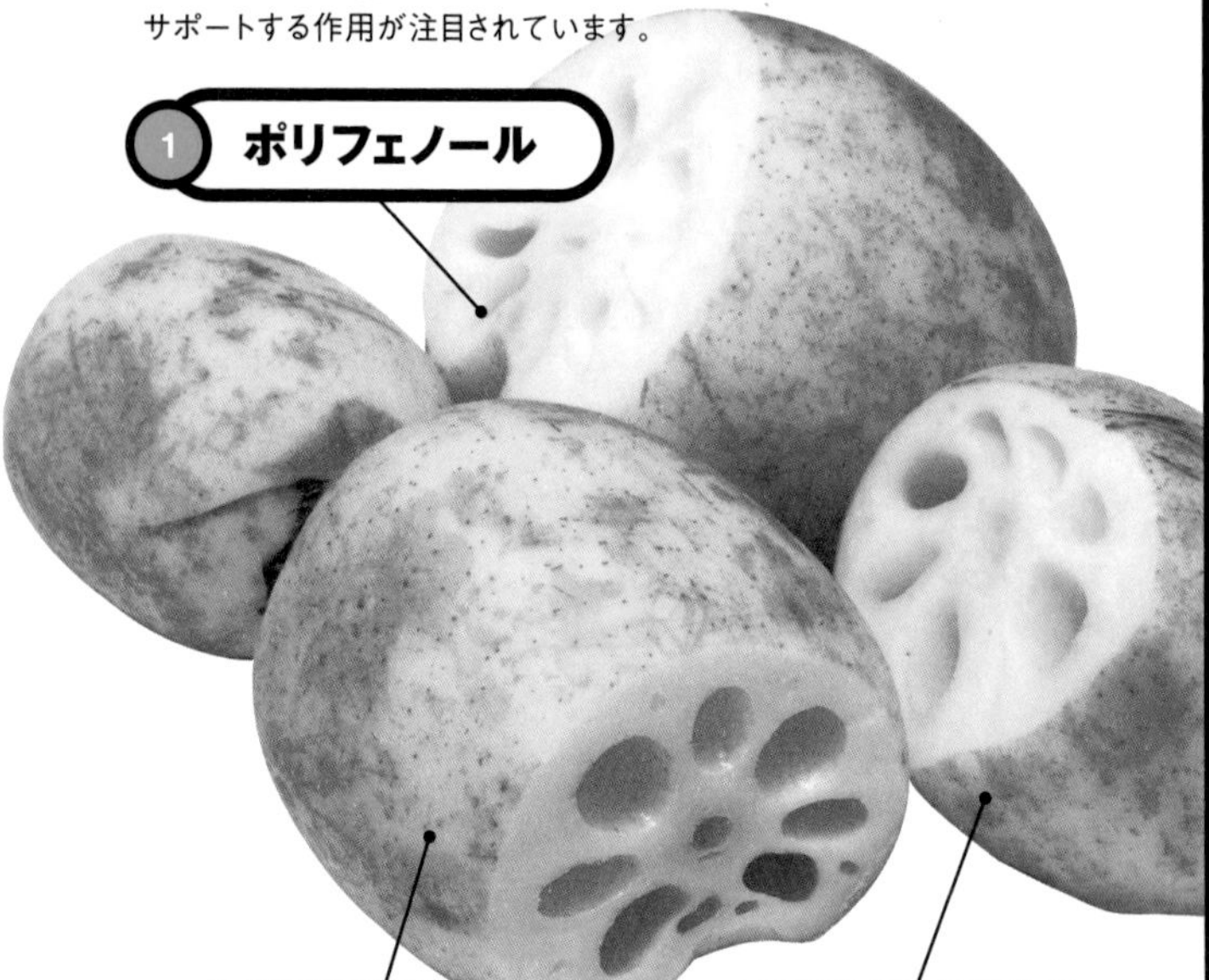

1 ポリフェノール

悪玉コレステロールの酸化を抑えるなど、多くの働きをする成分。血流が妨げられるのを防ぐことで、めぐりをサポートする作用が注目されています。

2 カリウム

余分な水分、塩分の排出を助けることで、むくみやめぐりの悪化を防ぎます。ダイエットに重要な筋肉の正常な働きをキープする役目も。

3 食物繊維

善玉菌のエサになることで腸内環境を整え、健康的なダイエットをサポート。腸内の不要物の排出を活発にして便通を整える働きも。

根菜であるれんこんには食物繊維が多く、食事の最初に食べることで血糖値の急上昇を抑えてくれます。体の調子を整えるビタミンCやポリフェノールも含まれ、免疫や代謝という体の基礎的で重要な機能をサポートすることで、健康やせ、キレイやせを助けます。

歯ごたえがよく食べごたえがあり淡泊な味なので、

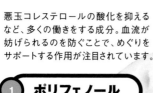

食べ方アイディア

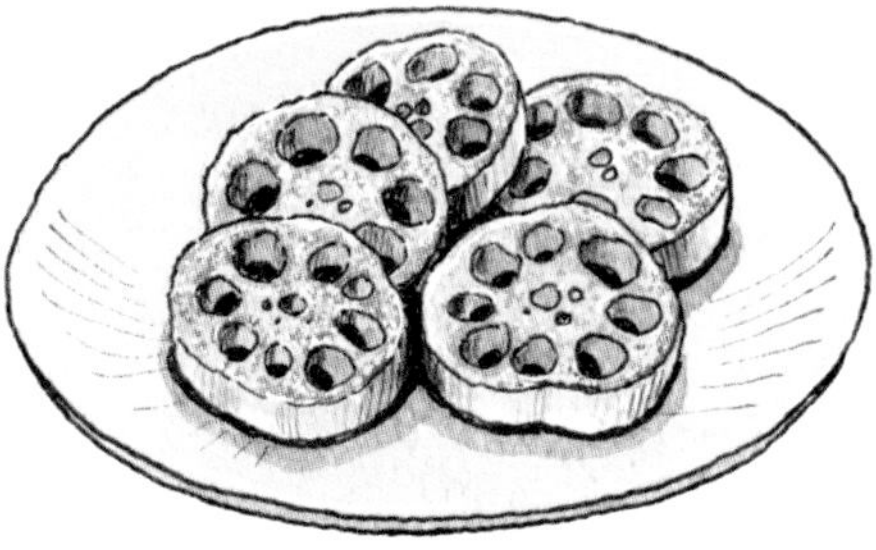

【 焼きれんこん 】

皮ごと輪切りにし、サラダ油やオリーブオイルを薄くひいたフライパンで焼きます。塩、こしょうや甘くない酢＋しょうゆで味をつければさっぱり、バターじょうゆやマヨネーズなら満足感をプラス。

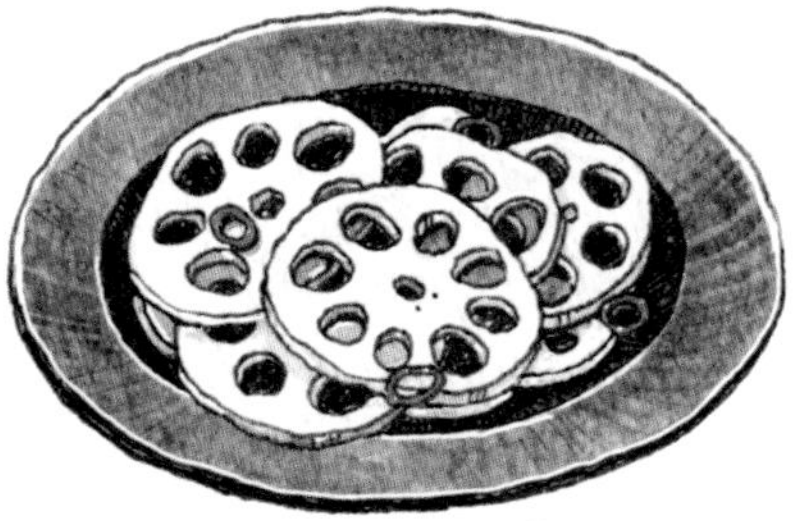

【 さっと漬け 】

薄く切ったれんこんを軽くレンチンします。麺つゆや、甘くない酢とオリーブオイルなどを合わせた液に漬けてシャキシャキさわやかに。

他の野菜との栄養比較

（100gあたり）

	れんこん	その他の野菜
糖質	13.5g	ごぼう 9.7g キャベツ 3.4g にんじん 6.5g
ビタミンC	48mg	レモン 100mg キャベツ 38mg トマト 15mg
鉄	0.5mg	ほうれんそう 2mg きゅうり 0.3mg トマト 0.2mg
カリウム	440mg	にんじん 300mg トマト 210mg キャベツ 190mg
食物繊維	2g	ごぼう 5.7g キャベツ 1.8g レタス 1.1g

黒ずんでもOK

れんこんの切り口の黒ずみは、ポリフェノールの一種であるタンニンが空気にふれて酸化したもの。食べても問題はなく、ダイエットサポート力も変わりません。黒ずみは酢水につけることで抑えられます。表面の黒いポツポツや調理して黒ずんだ部分も同様です。

ダイエット中の食事のボリュームアップ、満足感アップに活用できます。味つけも自在ですから、油を使わずに焼いたり、漬け物やマリネにして食事の最初に食べるのがおすすめです。小さく切って汁物やサラダにまぜてもいいでしょう。

ただし、野菜としては糖質やカロリーが高めなので、食べすぎには注意を。

軽く火を通せばシャキシャキ、しっかり加熱すればもちもちで、バリエ豊かなダイエットメニューに一役。

DOCTOR'S COMMENT

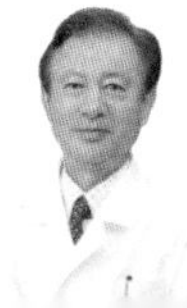

ENTRY FOODS NO. 34

腹ぺこ加熱にんにく

空腹時に食べると効果大。調理で刺激をやわらげて

にんにくのやせ成分

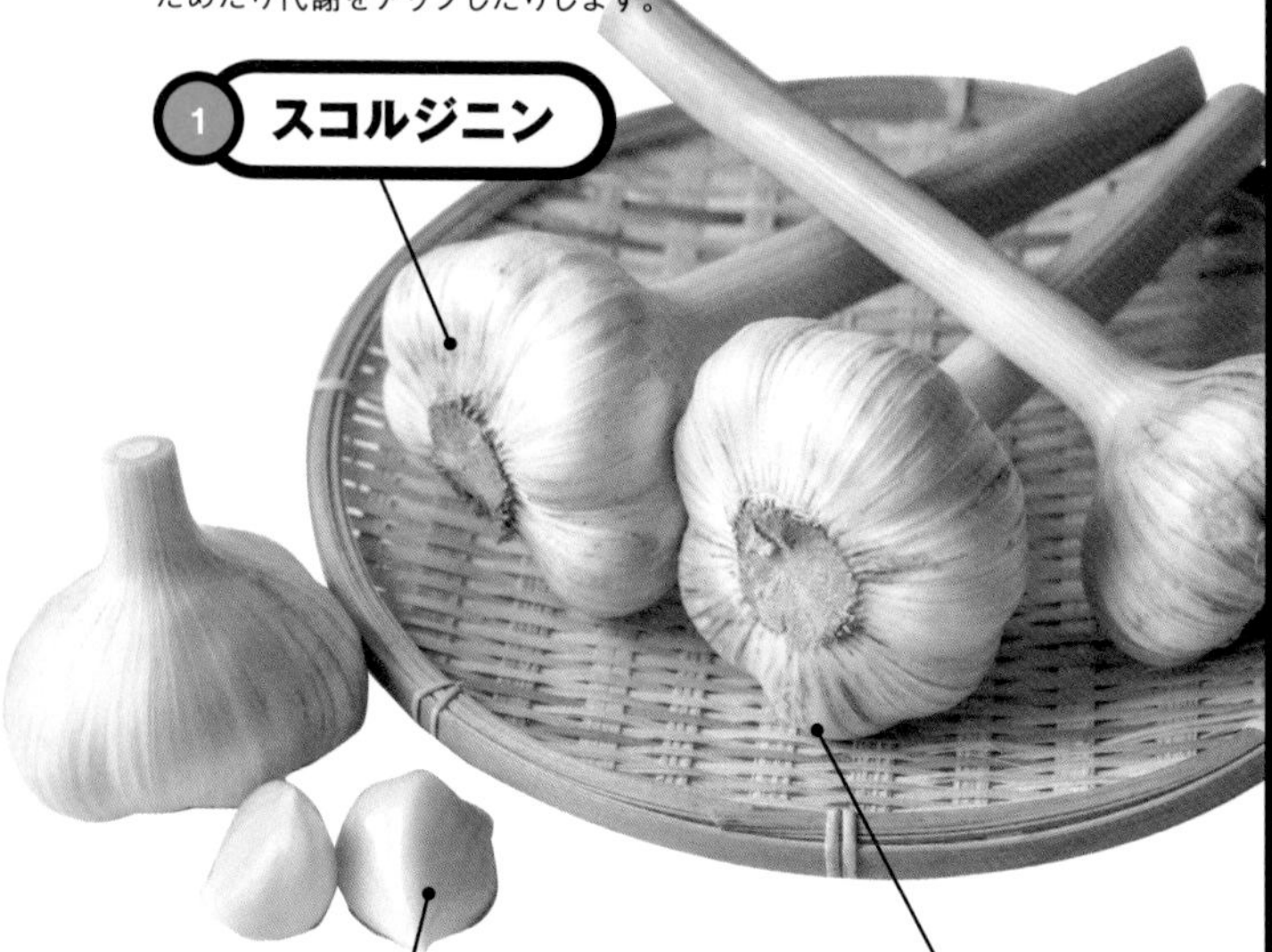

1 スコルジニン

アリシンを加熱することで発生する成分。毛細血管を拡張する作用があり、めぐりをよくして体をあたためたり代謝をアップしたりします。

2 アリシン

独特のにおいのもととなるアリシンは、糖を効率的にエネルギーに変えるビタミンB1の働きをサポートしてダイエットに役立ちます。

3 ノルアドレナリン

にんにくを食べることで分泌が促される成分。脂肪を分解させる酵素、リパーゼの働きを促して脂肪のため込みを防いでくれます。

にんにくには血糖値の急上昇を抑えたり、タンパク質の消化を促したりするアリシンが豊富です。アミノ酸や糖質の燃焼を助けるビタミンB1も含むほか、その働きをサポートする作用もあります。

アリシンを加熱するとできるスコルジニンは、肝機能の働きを助けてめぐりを改善、体内の老廃物の排出

食べ方アイディア

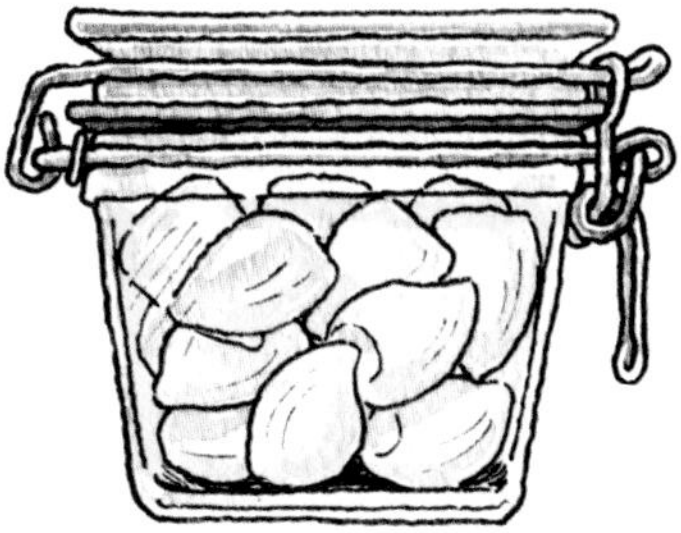

【 オリーブにんにく 】

皮をむいたにんにくを小鍋に入れ、ひたひたのオリーブオイルでゆっくり煮ます。冷蔵庫で2週間ほど保存でき、つぶすのも簡単なので、手軽に料理にプラスできます。

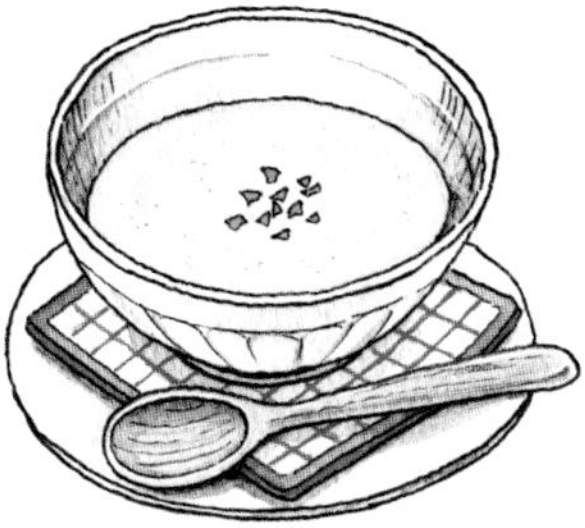

【 にんにくスープ 】

オリーブにんにくを使うか、オリーブオイルやバターでにんにくを炒め、お湯と固形スープを入れて煮ます。にんにくがやわらかくなったらつぶしてヨーグルトを加えます。冷たくしても○。

デザイナーフーズの頂点

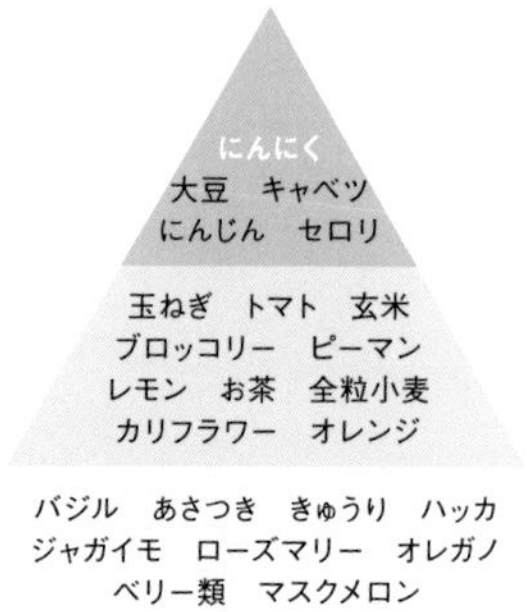
にんにく
大豆　キャベツ
にんじん　セロリ
玉ねぎ　トマト　玄米
ブロッコリー　ピーマン
レモン　お茶　全粒小麦
カリフラワー　オレンジ
バジル　あさつき　きゅうり　ハッカ
ジャガイモ　ローズマリー　オレガノ
ベリー類　マスクメロン

生活習慣病の対策としてまとめられた「デザイナーフーズ」の一覧。健康やせの応援フードとして活用できます。

フィトケミカルの宝庫

フィトケミカル（ファイトケミカル）は、主に野菜や果物に含まれる機能性成分。イソフラボンやリコピン、ポリフェノールといった体の機能を整え、健康や美容、体形管理に役立つ成分の総称です。にんにくにはアリシンをはじめ、フィトケミカルが野菜の中でも豊富に含まれており、健康&キレイやせのサポート力も抜群です。

を促進します。アメリカ国立がん研究所の研究成果である「デザイナーフーズ」の頂点にあり、体調を整えて体形キープにつなげるフィトケミカルが豊富な食材の代表ともいわれます。

空腹時にとると栄養素が吸収されやすく、ダイエット効果が期待できます。生のままだと消化の負担になるので加熱して食べましょう。

DOCTOR'S COMMENT

加熱すれば
においが気に
なりにくくなるけれど、
におい成分である
アリシンのパワーは
減ることなし。

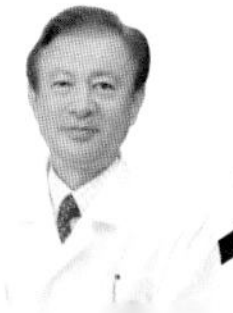

ENTRY FOODS NO. 35

うまみ貝

低糖質で料理もおいしく、満足感ある仕上がりに

貝のやせ成分

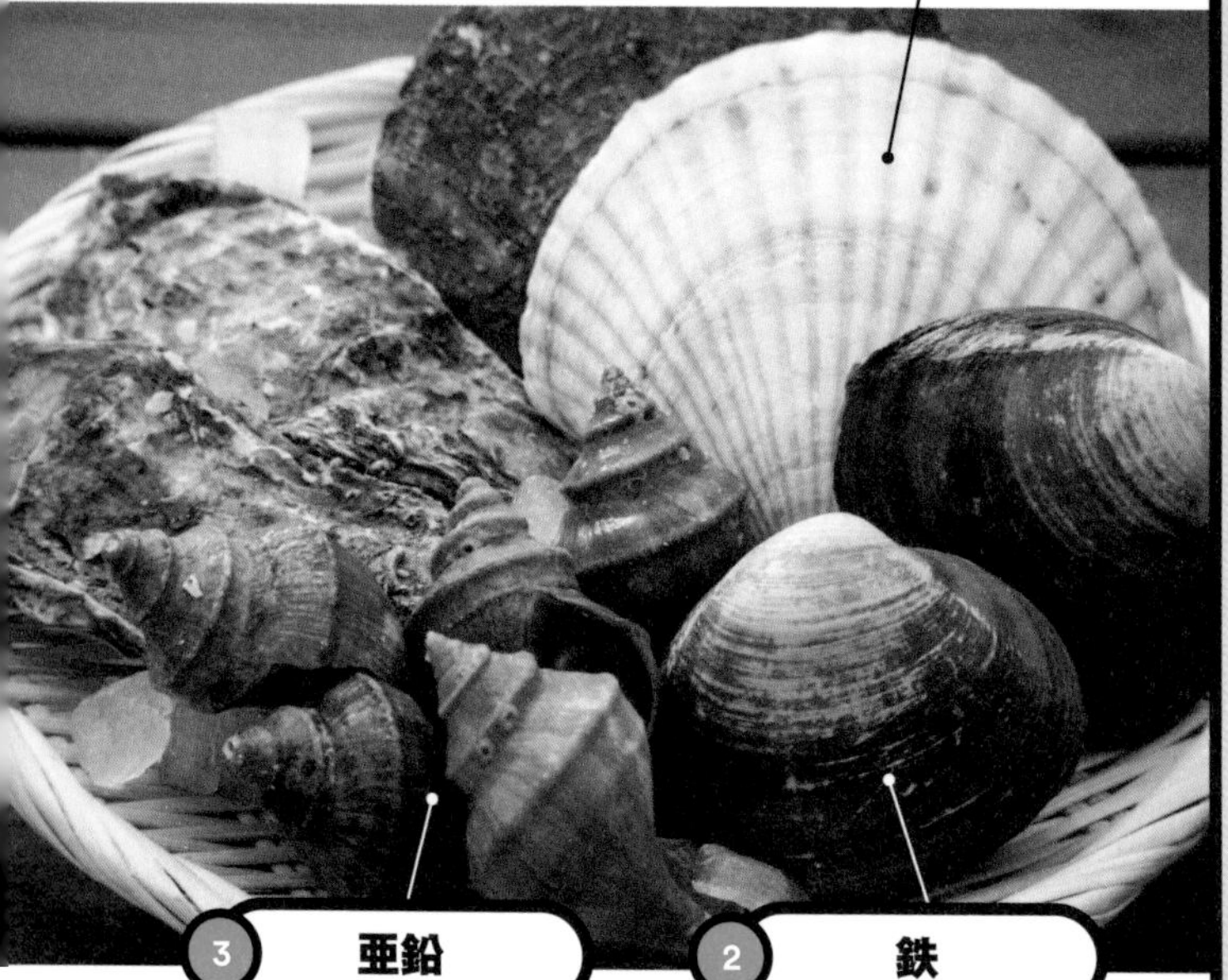

1 タウリン

肝機能を高めたり、脂肪の分解、悪玉コレステロールの抑制、血流を促進して新陳代謝を活発にしたりしてダイエットをサポートします。

2 鉄

貧血を予防し、血流の改善を助ける鉄分の中でも、貝類に多いのが非ヘム鉄。ビタミンCと合わせて摂取することで吸収率が高まります。

3 亜鉛

新陳代謝を活発にするほか、タンパク質の合成や免疫力の向上、抗酸化作用などで、めぐりのよさやイキイキ生活を支えてくれます。

脂質、糖質、カロリーともに低めな貝類は、高タンパクでうまみ成分が豊富。ミネラル類に関しては宝庫といわれるくらいたっぷり含まれるので、栄養バランスを意識すべきダイエット中に積極的に取り入れたい「やせる食べ物」です。

亜鉛や鉄、カルシウムやマグネシウム、カリウムといったミネラル類は、ほか

食べ方アイディア

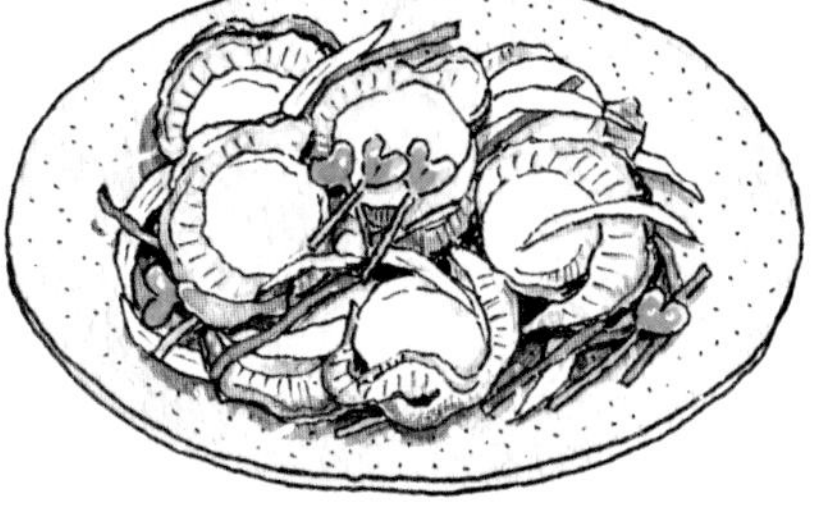

【ベビーホタテのマリネ】

ベビーホタテに酒を振ってレンチンか蒸し焼きにし、塩、こしょう、ローリエ（あれば）、レモン汁を加えて漬け込みます。オリーブオイル、しょうゆなど好みの味つけで。

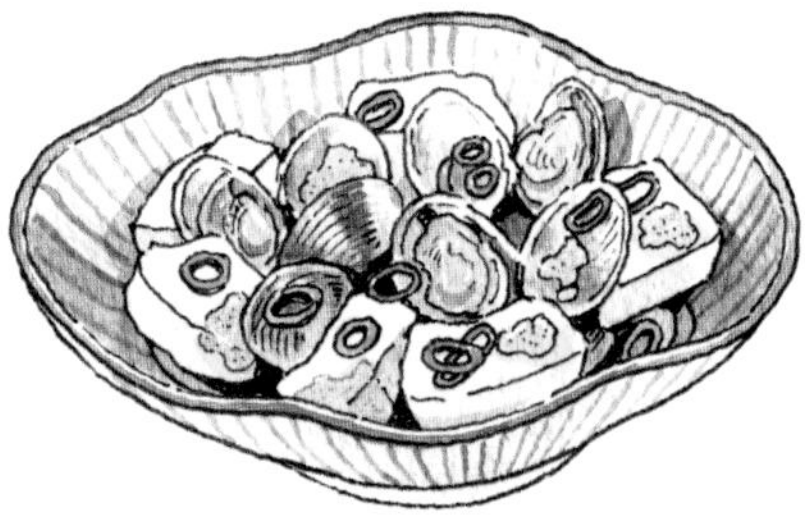

【アサリの豆腐蒸し】

アサリとくずした豆腐を耐熱容器に入れ、酒、塩、こしょう、しょうゆ、ラー油など好みの調味料をかけます。ふんわりとラップをかけてレンジで加熱して。

貝類の栄養比べ

（100gあたり）

	糖質	タンパク質	亜鉛
アサリ	0.4g	5.7g	0.9mg
シジミ	4.5g	7.5g	2.3mg
ホタテ	3.5g	16.9g	1.5mg
ハマグリ	1.8g	6.1g	1.7mg
カキ	4.9g	6.9g	14mg

汁物に便利

アミノ酸の一種であるコハク酸やグルタミン酸は、うまみ成分と呼ばれます。だしのホッとする味のもとになるもので、貝類を汁物に使えば、ほかにだしを加えることなくおいしい汁のでき上がり。和洋中を問わず自然なおいしさをプラス、汁にとけ込んだうまみや栄養素ごと飲むことができる、おすすめの調理法です。

種類も多い貝類は、栄養補給とメニューのバリエーションでダイエットをサポートしてくれる。

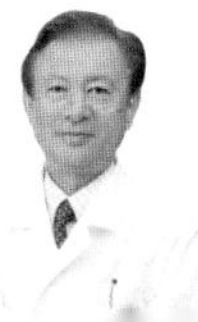

DOCTOR'S COMMENT

の栄養成分と一緒にとることでダイエットを助けたり、体の調子を整える作用がアップ。食事に貝類を取り入れることで食生活全体のバランスアップが望めます。肝機能を助けるタウリンやタンパク質も豊富。コハク酸やグルタミン酸といったうまみ成分で料理の格上げ効果も。

ENTRY FOODS NO. 36

皮ごとごぼう

皮に豊富なポリフェノールと食物繊維がため込み解消

ごぼうのやせ成分

肝機能を正常に保つ働きをもち、脂質の生成や蓄積の抑制、血流改善の作用があることから、ため込み肥満の予防と健康やせをサポートします。

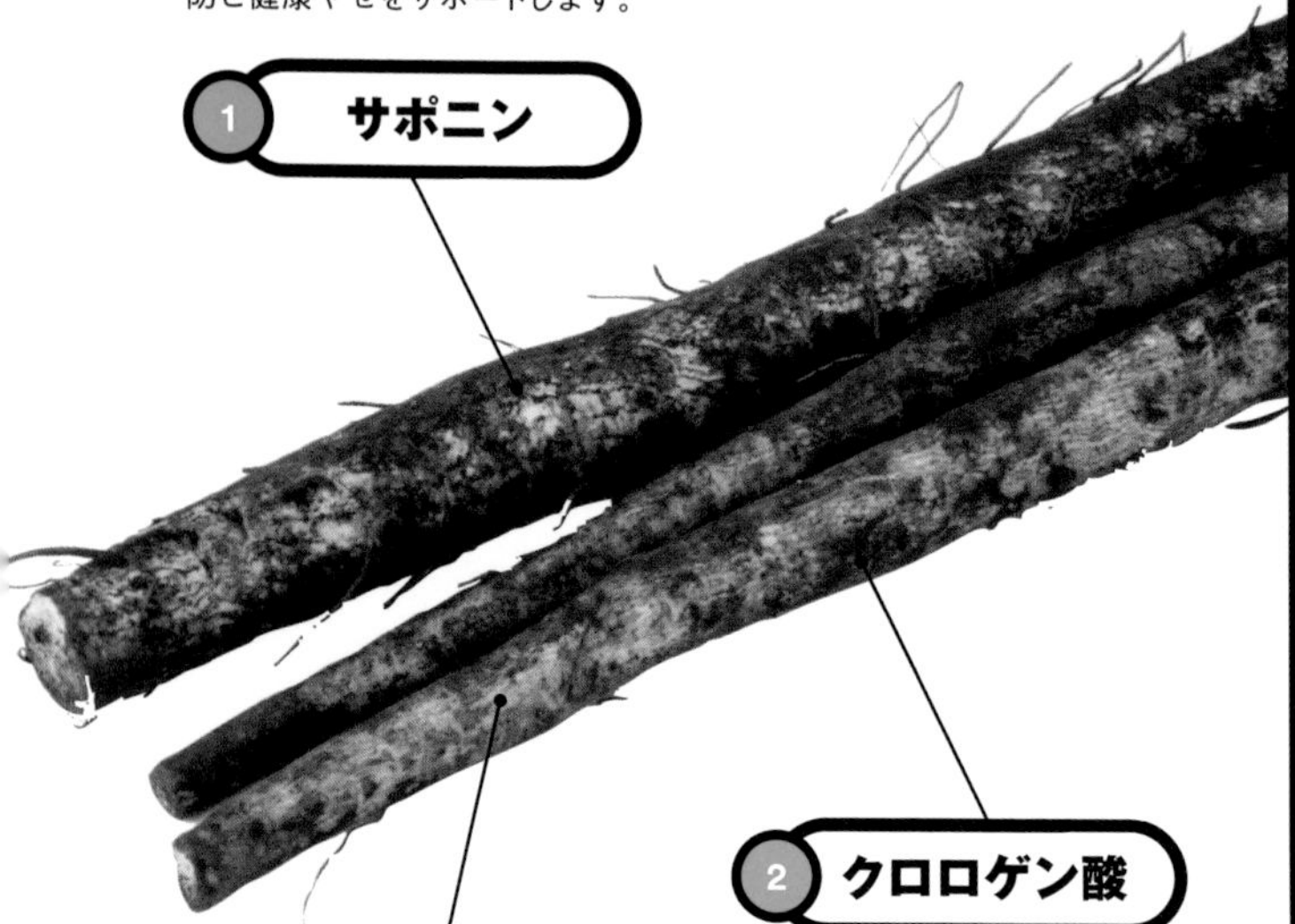

1 サポニン

2 クロロゲン酸

抗酸化作用や免疫力アップ作用のあるポリフェノールの一種。体調を整えることで代謝やめぐりを助けて、やせやすい体質に導きます。

3 イヌリン

水溶性食物繊維の一種で、血糖値の急上昇を抑える作用で知られています。便をやわらかくして便通をスムーズにし、善玉菌の栄養にも。

漢方として使われるほど栄養素が豊富なごぼう。トップクラスに多い食物繊維は、水溶性と不溶性のどちらも含んでバランス○。イヌリンなど水溶性食物繊維の働きで、腸内環境を整えるほか脂肪の吸収、蓄積を抑制して肝機能の正常化にも作用します。

皮の黒い色はポリフェノールの一種であるサポニンです。

食べ方アイディア

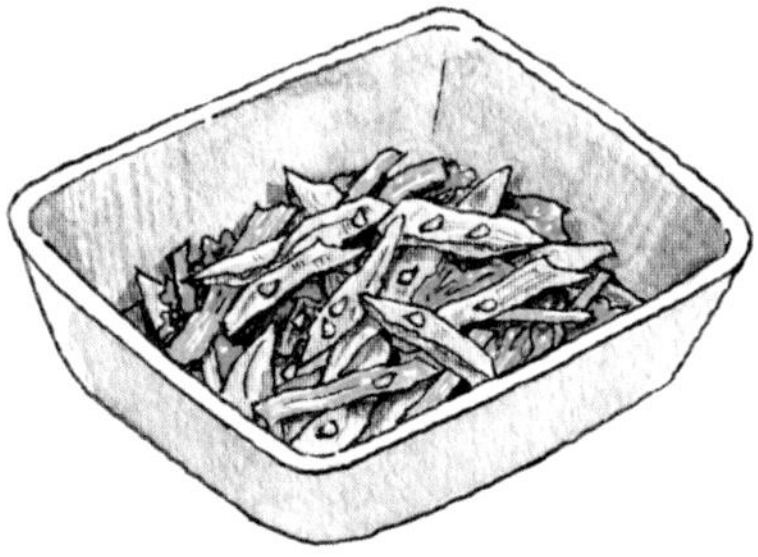

【 ごぼうのナムル 】

皮ごとささがきにしたごぼうをさっとゆで、ボウルなどにとって熱いうちにしょうゆ、唐辛子、ごま油をまぜた液をかけます。少し漬けてから食べてもおいしい。

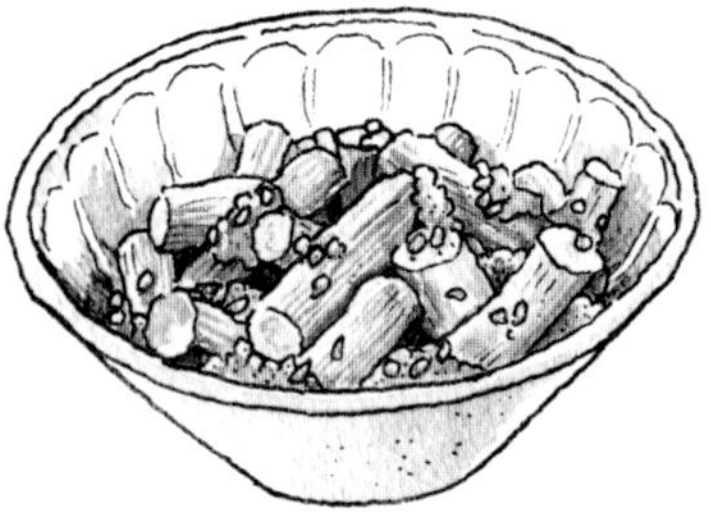

【 ごま味噌焼き 】

ごぼうは皮のまま乱切りに。さっとゆがいて耐熱皿に並べ、味噌、すりごま、酒などを合わせた調味料をかけて焼く。

\ 食物繊維たっぷり /

（100gあたり）

糖質	9.7g
水溶性食物繊維	2.3g
不溶性食物繊維	3.4g
葉酸	68μg
ビタミンC	3mg
カリウム	320mg
カロリー	58kcal

栄養をのがさず おいしく 食べる方法

洗っただけでは皮が気になるという場合、包丁の背や、たわし、一度まるめて広げたアルミホイルなどで軽くこすります。水にさらしてあく抜きをするととけ出してしまう栄養素があるので、できればあく抜きはせずに調理したいもの。

サポニンが脂肪やコレステロールを分解して吸収を妨げ、イヌリンが腸内環境を整えながら、成長ホルモンの分泌を促進することで代謝をアップさせます。血中の脂質を減らしたり、余分なコレステロールを取り除く作用もあり、皮ごと食べることで、栄養成分をのがすことなくとることができます。

食物繊維の量もバランスのよさも最高。ダイエットに役立つ成分が多いが糖質は高めなので食べすぎに注意。

DOCTOR'S COMMENT

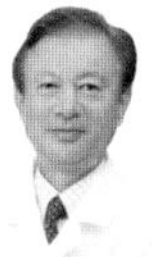

ENTRY FOODS NO. 37

毎日ワカメ

豊富なビタミン類で基礎代謝をアップ

ワカメのやせ成分

糖や脂肪の代謝に働きかけて、栄養素に変えるサポートをしてくれます。水にとけやすいのでこまめにとることを意識しましょう。

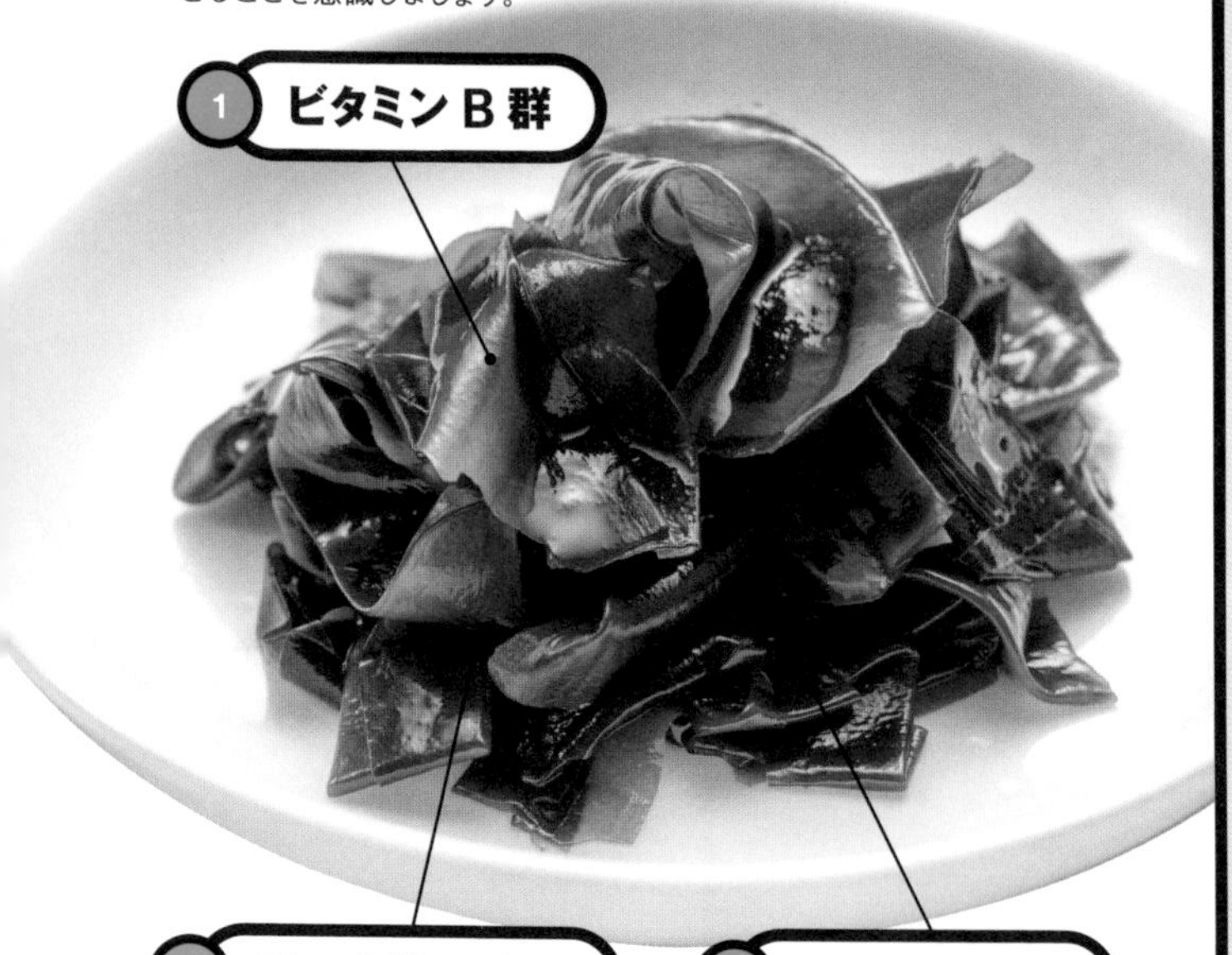

3 フコキサンチン

水溶性食物繊維の一種で、血糖値の急上昇を抑える作用で知られています。便をやわらかくして便通をスムーズにする、善玉菌の栄養になるといった働きも。

2 ヨウ素

ミネラルの一種であるヨウ素は、体の成長を促す成分として知られています。体脂肪を燃焼させる働きも注目され、やせ成分としても知られるように。

海藻類は、糖質が少なく栄養価が高いうえに、かさ増しで満腹感も与えてくれるダイエットにぴったりの「やせる食べ物」です。ビタミンB群やビタミンC、ミネラル類が豊富なので、互いに働きを補い合って基礎代謝をアップさせたり、体調を整えたり。ワカメをはじめ、多くの海藻類に豊富な水溶性の食物繊維は体

食べ方アイディア

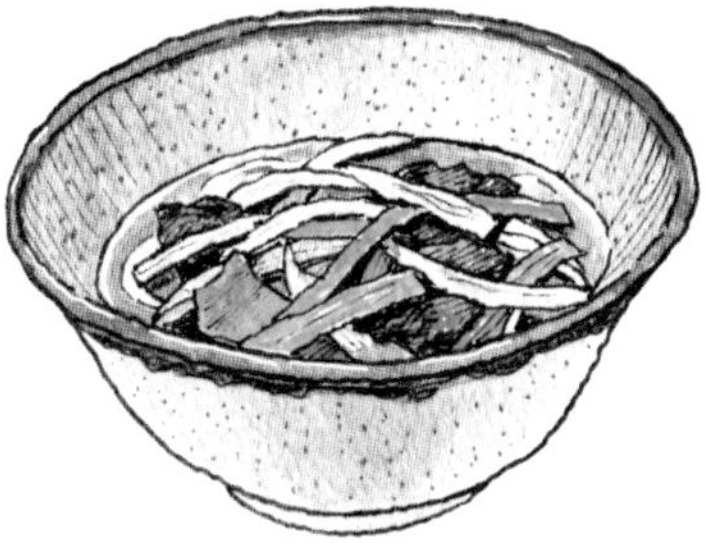

【 ワカメの煮びたし 】

麺つゆか、酒としょうゆ、水を合わせて煮立てた汁でワカメをさっと煮て、おろししょうが、にんにく、唐辛子などを加え、冷まします。冷蔵庫で1週間ほど保存できます。

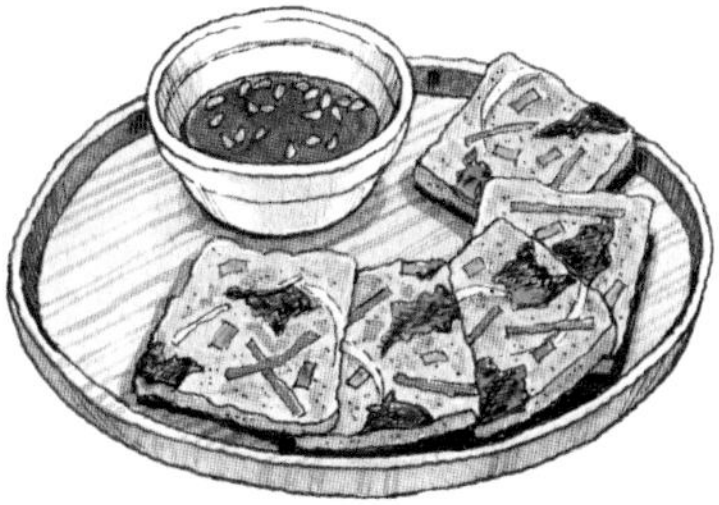

【 ワカメのチヂミ 】

ワカメとねぎをざく切りにして、小麦粉、たまご、だしとまぜてフライパンで焼きます。しょうゆ、酢、すりごま、コチュジャンか唐辛子をまぜたたれが合います。

ヨウ素の豊富な食材

（100gあたり）

	ヨウ素	糖質
乾燥ワカメ	10000μg	9.8g
生ワカメ	1600μg	2g
のり	2700μg	5.8g
乾燥まこんぶ	200000μg	32.2g
乾燥ヒジキ	45000μg	6.6g

不溶性食物繊維と一緒に

ワカメには、フコキサンチンなど水にとける水溶性食物繊維が豊富です。不溶性の食物繊維を多く含むきのこ類や大豆、皮ごとごぼうなどと一緒にとることでバランスがよくなり、それぞれの働きを助け合う相乗効果が望めます。

外に排出されやすく、また水溶性のビタミンB群も同様なので、毎日の食事でこまめに食べましょう。

味噌汁の具としておなじみのワカメは、煮たり炒めたり、刻んで料理にプラスしたりと使い勝手のいい海藻。料理のバリエーションを増やしておいしく栄養&やせ作用アップを。

DOCTOR'S COMMENT

日本人の健康サポートと同時に、日本人の体形維持にも役立ってきた海藻類は意識してとりたい食材。

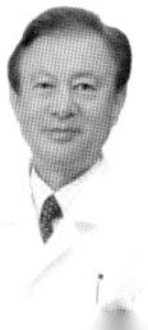

ENTRY FOODS NO. 38

レンチンブロッコリー

毎日食べたい栄養豊富なダイエット野菜の代表

ブロッコリーのやせ成分

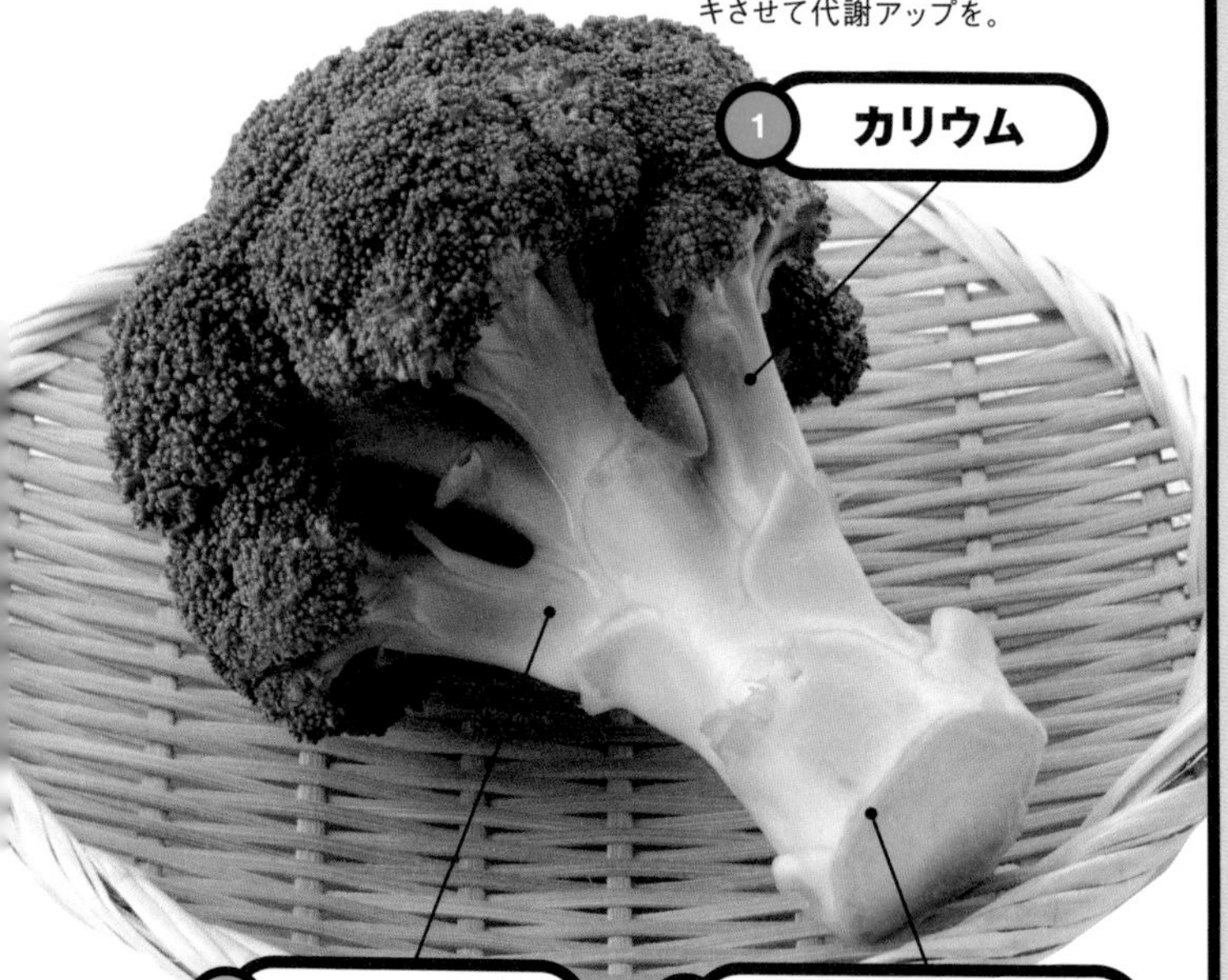

1 カリウム

体内の水分や塩分のバランスを調節して、めぐりのよさをサポートします。むくみを解消し体をイキイキさせて代謝アップを。

2 スルフォラファン

特にブロッコリーの新芽に多く含まれる成分で、エネルギー消費を増やす作用や、腸内環境を整える作用が報告されています。

3 タンパク質

ブロッコリーは野菜の中でもタンパク質が多く糖質が少なめ。筋トレ中のアスリートが活用することが多く、ダイエットにも最適。

主に濃い緑のつぼみの部分を食べる野菜で、ビタミン類やミネラル類、食物繊維などのダイエットサポート成分の豊富さは、野菜の中でもトップクラスです。タンパク質も多く含まれているので、相乗効果で健康やせ、キレイやせを助けてくれます。茎や芯にも栄養がたっぷり。そのうえ食べごたえもあるので、料理のボ

食べ方アイディア

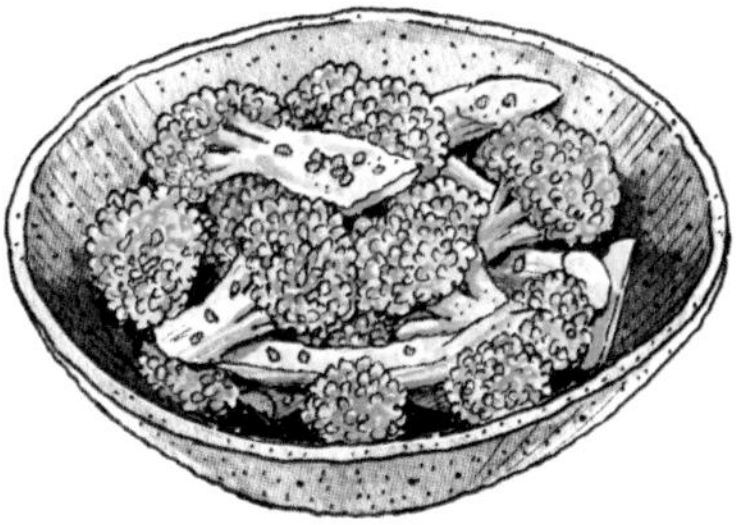

【 レンチンごまあえ 】

つぼみの部分は食べやすく小分けにし、茎はざく切りに。レンチンして味噌とすりごまを合わせてあえればミネラル類などのやせ栄養素がアップ。マヨネーズを加えても〇。

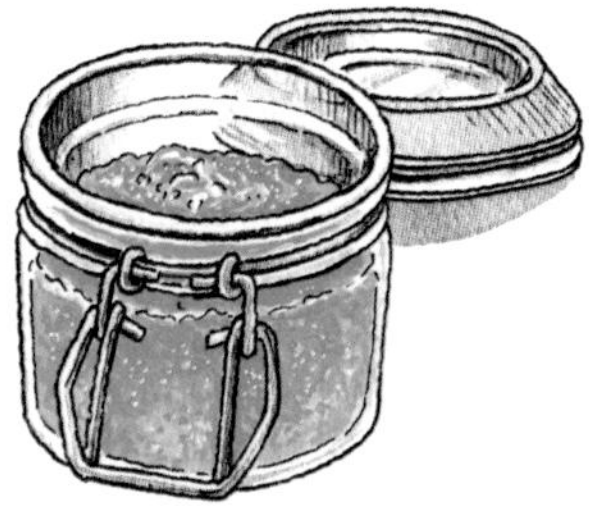

【 レンチンソース 】

ブロッコリーを柔らかめにレンチンして細かく切ります。すりつぶすかミキサーにかけるとラク。ヨーグルト、オリーブオイル、塩、こしょう、レモン汁をまぜれば肉や魚に合うソースに。

栄養比較

(100gあたり)

	糖質	カロリー	ビタミンC
ブロッコリー	1.5g	37kcal	140mg
レタス	1.7g	11kcal	5mg
トマト	3.7g	20kcal	15mg
緑豆もやし	1.1g	15kcal	7mg
かぼちゃ	8.1g	41kcal	16mg

電子レンジで調理が〇

たっぷりのビタミンやカリウムの中には水にとけ出すものがあります。栄養をのがさずとるためにはレンチンか、煮た汁まで飲む料理を。また茎の部分も捨てずに食べましょう。茎はつぼみの部分よりも長めに加熱すると食べやすくなります。

リュームアップに役立ちます。

糖質は少なめですが、カロリーは野菜にしては低くないので食べすぎには注意しましょう。1食の適量は、普通の大きさのブロッコリーなら½～1株。食事の最初に食べるとおなかを落ち着かせ、食物繊維が血糖値の急上昇を抑え、さらに肝機能の正常化を助ける働きもあります。

栄養が豊富で食べごたえもあるブロッコリー。タンパク質も豊富でダイエット中に食べる価値大。

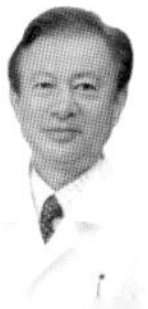

ENTRY FOODS NO. 39

まぜまぜ枝豆

「畑の肉」で筋肉量を増やし、基礎代謝を上げる

枝豆のやせ成分

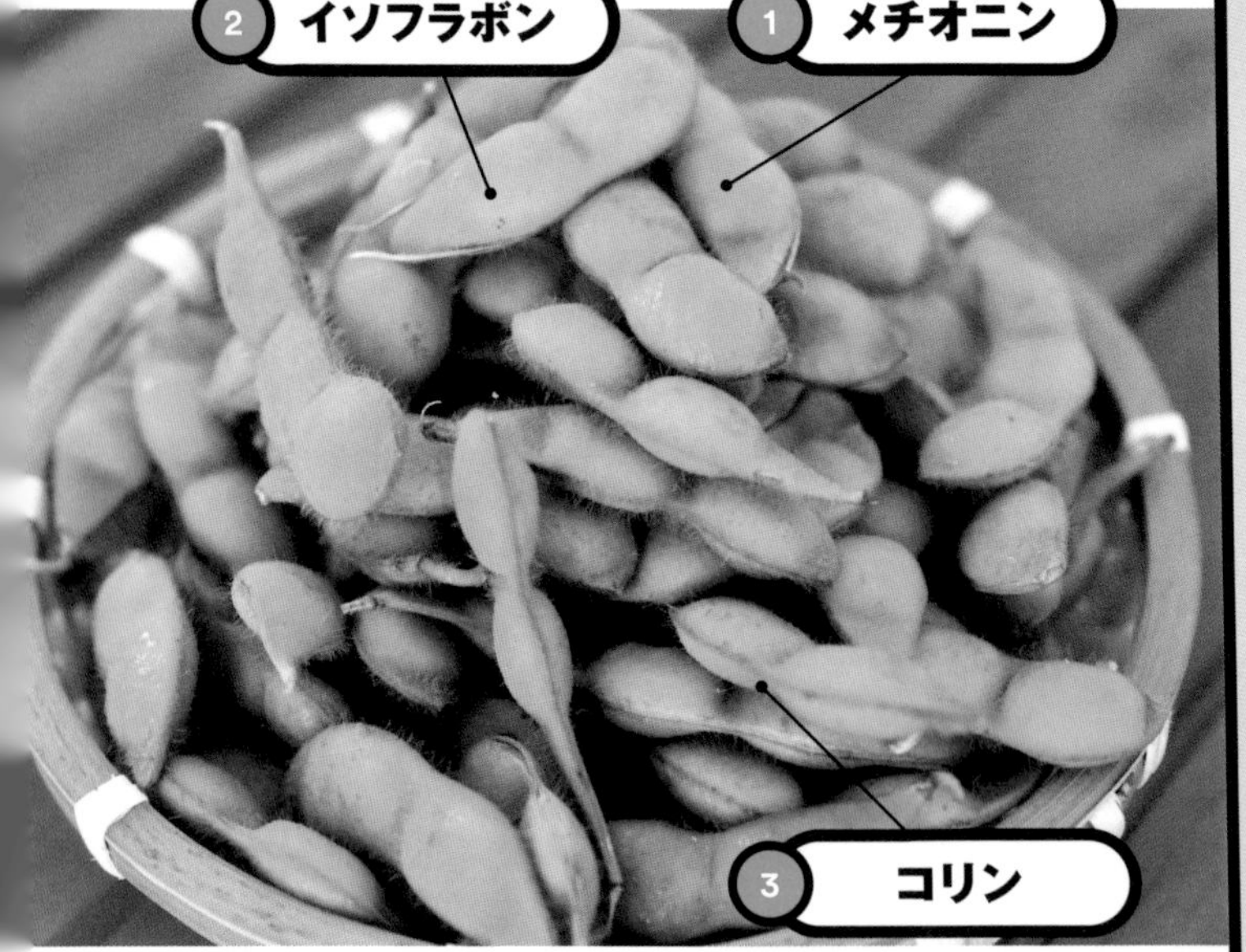

1 メチオニン
必須アミノ酸のひとつで、さまざまな働きの中には体の調子を整えて代謝の正常化、肝臓内でのアルコール分解などがあります。

2 イソフラボン
血糖値をコントロールすると同時に体脂肪の合成を促進するインスリンの過剰生成を抑える作用で、脂肪のため込みを防いでくれます。

3 コリン
ビタミンの働きを助けたり、ビタミンのような働きをする成分で、コレステロールや脂肪の蓄積を防ぐレシチンの生成に関わります。

ビールのお供でおなじみの枝豆は若い大豆。脂肪の分解を助けるコリンや、体内のアルコール分解に欠かせないアミノ酸であるメチオニンがたっぷり含まれるので、肝機能を整える働きが高いという特徴も。ビタミンB群をはじめとするビタミン類や、カリウムなどのミネラルも豊富。大豆より糖質が少なめな

食べ方アイディア

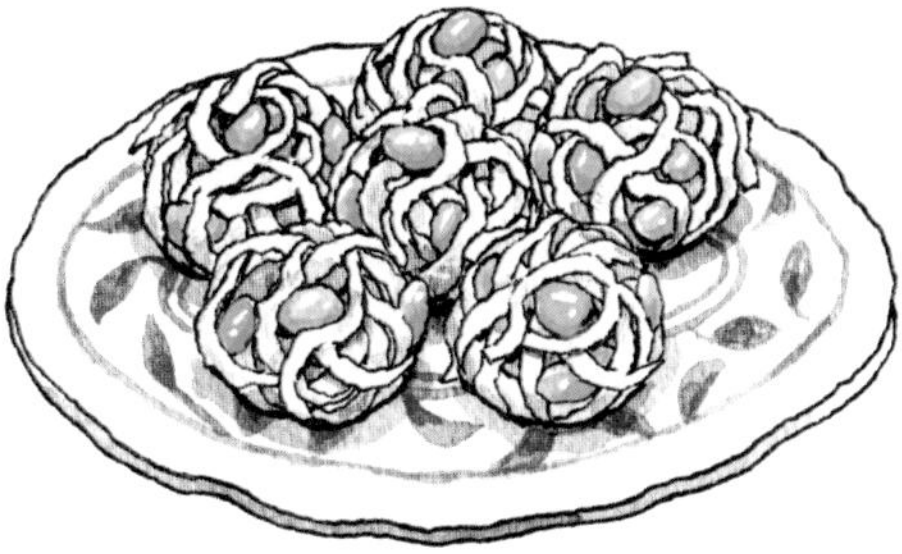

【 枝豆シューマイ 】

豚ひき肉とかたゆでの枝豆、かたくり粉をまぜてシューマイの皮に包み、フライパンで焼いてから水を少量入れて蒸し焼きに。辛子じょうゆや酢じょうゆと相性抜群です。

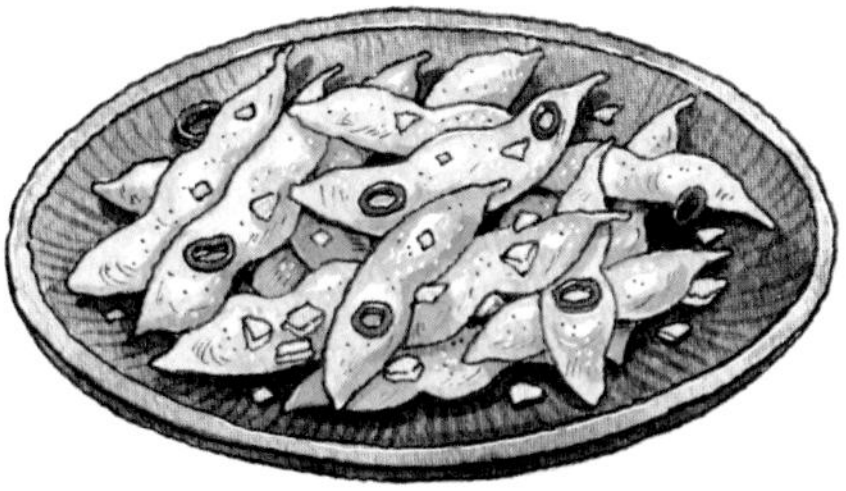

【 枝豆ガーリック炒め 】

フライパンに薄くオリーブオイルをひき、刻んだにんにく、さやのままの枝豆を入れて炒め、軽く塩を振ります。肝機能をサポートする成分とやせ栄養素を一緒にとって相乗効果を。

枝豆と大豆の栄養成分比べ

（100gあたり）

	ゆで枝豆	ゆで大豆
糖質	4.3g	0
タンパク質	11.5g	14.8g
葉酸	260μg	41μg
亜鉛	1.3mg	1.9mg
カリウム	490mg	530mg
カロリー	118kcal	163kcal

冷凍でも栄養はキープ

市販の冷凍枝豆やむき枝豆は、高い冷凍技術で栄養素がほぼそのまま保たれています。枝豆は夏以外は手に入りにくく、旬のものより栄養価が低いことが多いので、やせ栄養を効率的にとるためには冷凍を活用するのも○。ただし塩分が加えられているものは、むくみの原因になるので、食べすぎに注意。

タンパク質が肝機能の働きをサポートするので、枝豆をアルコールのつまみにするのは理にかなっている。

DOCTOR'S COMMENT

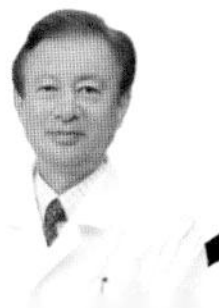

ので、ぜひ活用したい「やせる食べ物」。酒のつまみとしてもヘルシーです。
ただし糖質は低くないので、食べすぎには注意。むき枝豆をサラダや汁物、炒め物などに「まぜまぜ」して食べるのがおすすめです。パックのむき枝豆を活用すると調理もラクでしょう。

ENTRY FOODS NO. 40

油と一緒に、にんじん

新陳代謝を促す、β-カロテンを油で効率よく吸収

にんじんのやせ成分

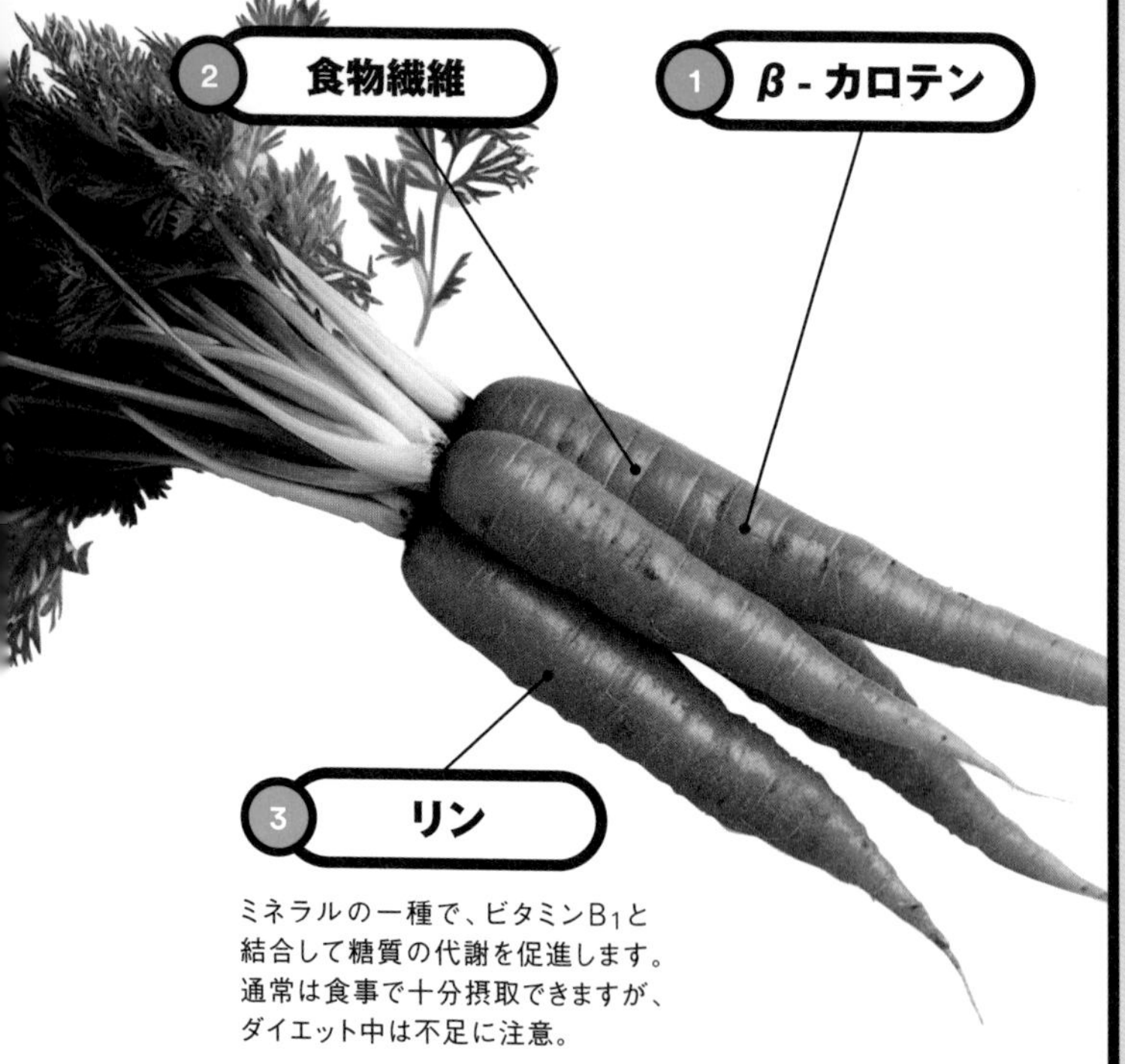

1 β-カロテン
色の濃い野菜に多いビタミン。悪玉コレステロールの発生を抑制し、細胞を活性化させ、血管の健康や代謝をサポートします。
2 食物繊維
腸内の不要物や有害物質を排出して腸内環境を整え、おなかぽっこりの解消やめぐりを助けます。水を含んで満腹感を長続きさせる作用も。
3 リン
ミネラルの一種で、ビタミンB_1と結合して糖質の代謝を促進します。通常は食事で十分摂取できますが、ダイエット中は不足に注意。

自然な甘みや歯ごたえが食事の満足感を高めてくれる野菜のひとつ。料理のボリュームアップにも役立ちます。カルシウムや鉄、リンなどのミネラルをたっぷり含み、体の調子を整えイキイキと活性化させることで、エネルギー代謝やめぐりのよさをあと押しします。

β-カロテンの豊富な野菜の代表でもあり、血流

食べ方アイディア

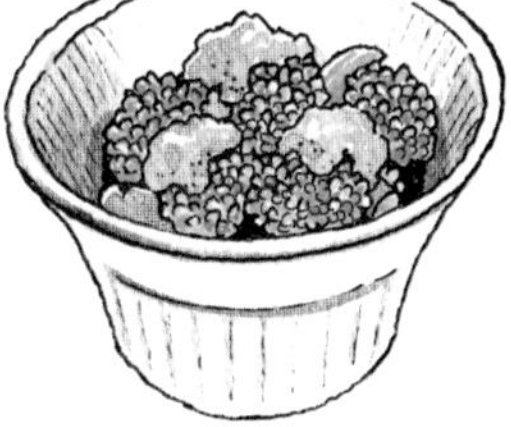

【 にんじんおろしあえ 】

にんじんをすりおろし、ごま油かオリーブオイルであえ、甘くない酢やレモン汁を加えます。大根おろしのように料理と合わせると、ボリュームアップしながらさっぱり楽しめます。

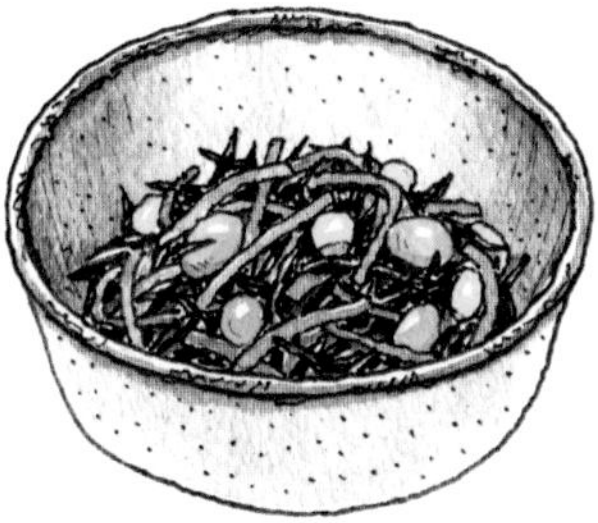

【 にんじんヒジキサラダ 】

ヒジキとにんじんを軽くゆで、すりごま、マヨネーズ、れんこんやコーン、ナッツ、ハムなど、好みの野菜や食材とまぜます。ビタミンとミネラルの相乗効果でヘルシーやせに。

\ にんじんの栄養素 /

（100gあたり）

	根	葉
糖質	6.5g	1g
ビタミンC	6mg	22mg
β-カロテン	6900μg	1300μg
カルシウム	28mg	92mg
リン	26mg	52mg
鉄	0.2mg	0.9mg
食物繊維	2.8mg	2.7mg
カロリー	35kcal	16kcal

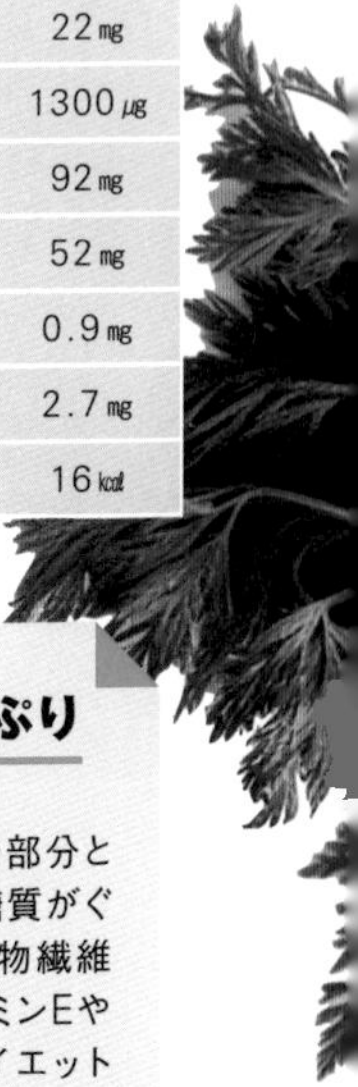

葉も栄養たっぷり

にんじんの葉は実の部分と比べてカロリーや糖質がぐっと少なめです。食物繊維やβ-カロテン、ビタミンEやビタミンKなど、ダイエットや健康維持に欠かせない栄養成分がたっぷり。葉つきで売っていたらぜひ加熱調理に活用しましょう。買ってきたら実と葉を切り離しておくと、実の栄養が失われることを防ぎます。

を妨げる原因となる悪玉コレステロールの排除に関わります。β-カロテンは油と一緒にとることで効率よく吸収できます。

健康やせ、キレイやせの働きが多い野菜ですが、糖質はやや高め。また、生で食べることでビタミンCの働きを妨げることがあるため、生で食べるときは酢を合わせましょう。

油と一緒にたっぷり食べたいにんじん。細かく刻んでいろいろな料理に加えればダイエットに○。

DOCTOR'S COMMENT

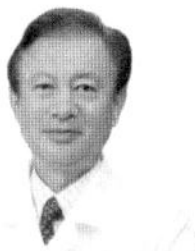

ENTRY FOODS NO. 41

おやつ&つまみにチーズ

低GI値・高タンパクで健康的に小腹を満たす

チーズのやせ成分

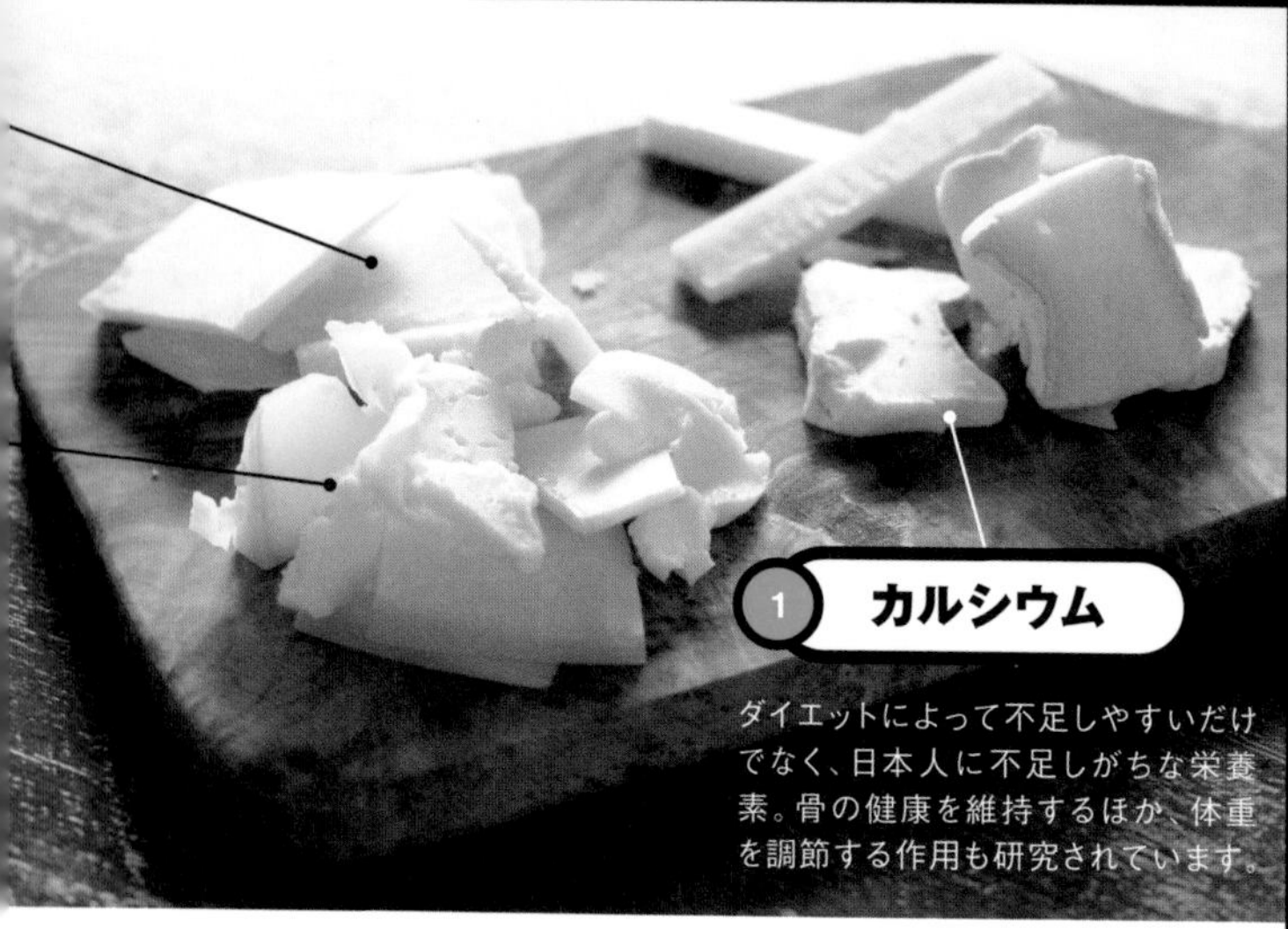

1 カルシウム

ダイエットによって不足しやすいだけでなく、日本人に不足しがちな栄養素。骨の健康を維持するほか、体重を調節する作用も研究されています。

チーズの種類と栄養素

（100gあたり）

	パルメザンチーズ	カマンベールチーズ	クリームチーズ	プロセスチーズ	牛乳
糖質	1.9g	0.9g	2.3g	1.3g	4.8g
タンパク質	44g	19.1g	8.2g	22.7g	3.3g
脂質	30.8g	24.7g	33g	26g	3.8g
カルシウム	1300mg	460mg	70mg	630mg	110mg
ビタミンB_2	0.68mg	0.48mg	0.22mg	0.38mg	0.15mg
カロリー	445kcal	291kcal	313kcal	313kcal	61kcal

チーズの種類によって含まれる栄養素はいろいろ。食べすぎに注意しながら間食や食事に活用しましょう。

成分の30%程度が脂肪といわれるチーズは、ダイエットには避けるべき食品といわれた時期も。現在では、低糖質なうえ、カルシウムや乳脂肪に含まれる成分が肥満の予防や解消に役立つという考えが主流になっています。

チーズは良質な乳脂肪のほか、カルシウムや亜鉛などのミネラル類、ビタミン

食べ方アイディア

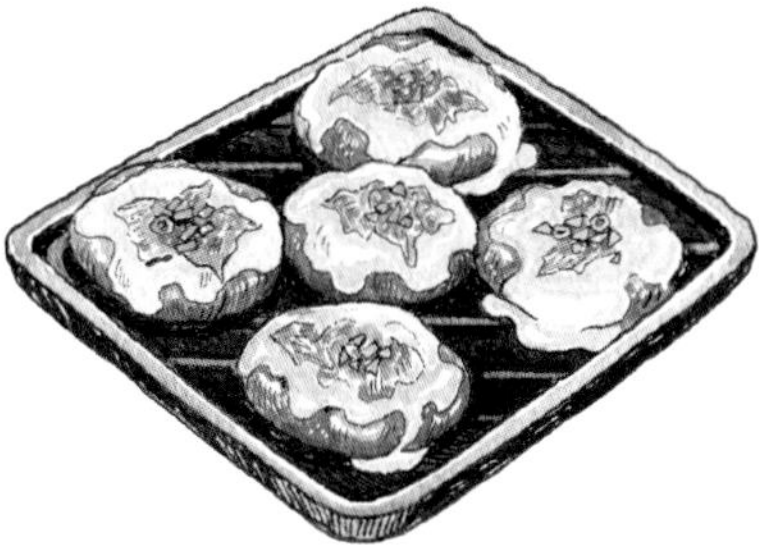

【 キムチーズしいたけ 】

軸をとったしいたけの傘の中にとけるチーズと刻んだキムチをのせ、グリルやトースターで焼きます。低糖質で代謝を活発にする成分を含む食品同士の組み合わせで相乗効果を。

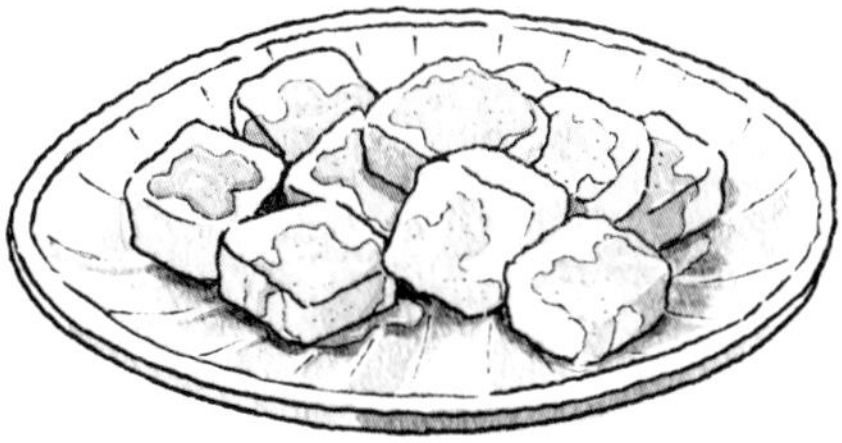

【 チーズの味噌漬け 】

少量のみりんや酒で少しゆるめた味噌に、プロセスチーズを埋めて漬けます。2～3日程度から2週間くらいまでが食べごろ。味が濃くなりすぎたら料理の味つけに活用しましょう。

2 ビタミンB2

糖質や脂質の代謝を促進させるダイエットビタミン。栄養素をエネルギーとしてしっかり使える体、余分なものをため込まない体づくりに役立ちます。

3 タンパク質

チーズに含まれる良質なタンパク質は、代謝を落とさずやせ体質をつくりながらダイエットするための筋肉のもととなります。

脂肪の王様もダイエットの味方に

ヘルシースナッキングと呼ばれる健康的なおやつ習慣の条件は、糖質・脂質が少なめで満足感があり、良質な栄養素が補給できること。低GIでタンパク質、ビタミン、ミネラルが豊富な発酵食品であるチーズは条件にぴったり。ただし適量を寝る間近以外に食べること。

類、タンパク質をバランスよく含み、発酵の力も加わって完全食品ともいわれます。栄養が素早く吸収されて空腹を落ち着かせ、血糖値の急上昇を抑える作用も期待できます。栄養バランスのよいチーズを活用して、ダイエット中でも必要な栄養素を効率的にとり、代謝の活発なやせ体質を目指しましょう。

完全栄養食といわれるほど栄養が豊富かつバランスがいい。食べる量に注意してつまみや間食に楽しみたい。

DOCTOR'S COMMENT

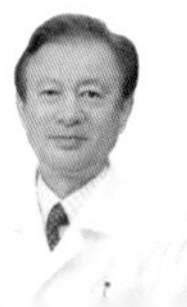

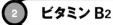

＼やせる／
COLUMN

孤食は肥満のもと。「ながら食べ」も悪くない？

社会の急速な変化により単身世帯が増加し、ひとりで食事をする孤食が増えています。ただし、ひとりで食事をすると、食事の内容も偏りやすく早食いになりがちです。孤食の頻度が高いほど、内臓脂肪型肥満や高血圧のリスクが上昇することも報告されています。できれば誰かを誘って、会話をしながらゆっくり食べるようにしましょう。

日本人にはもともと早食いの人が多く、特にランチはそばやうどん、ラーメンなどを流し込むようにして食べ終わるというパターンがよく見られます。しかし、これはよくない習慣です。短い時間で食べると満足感が得にくく食べすぎてしまううえ、一気に血糖値が上がって脂肪がたまりやすくなってしまいます。

子どものころ、テレビを観ながら、漫画を読みながらの「ながら食べ」は行儀が悪いと叱られたかもしれません。でも、早食いを防ぐにはテレビやスマホを視聴しながら食べるのも悪いことではないでしょう。

また、忙しいからといって、会社の机や公園のベンチで食べるのも早食いの原因。間に合わせですませるのではなく、おいしい店、評判の店に出かけてみましょう。たまには奮発して食事を楽しむ機会を持てば、じっくり味わって食べようという気持ちにもなるものです。

第4章

肝臓から脂肪をなくしてやせる、最強の習慣

HABIT

外食でも糖質は「あと回し」に！

こんな定食だったら

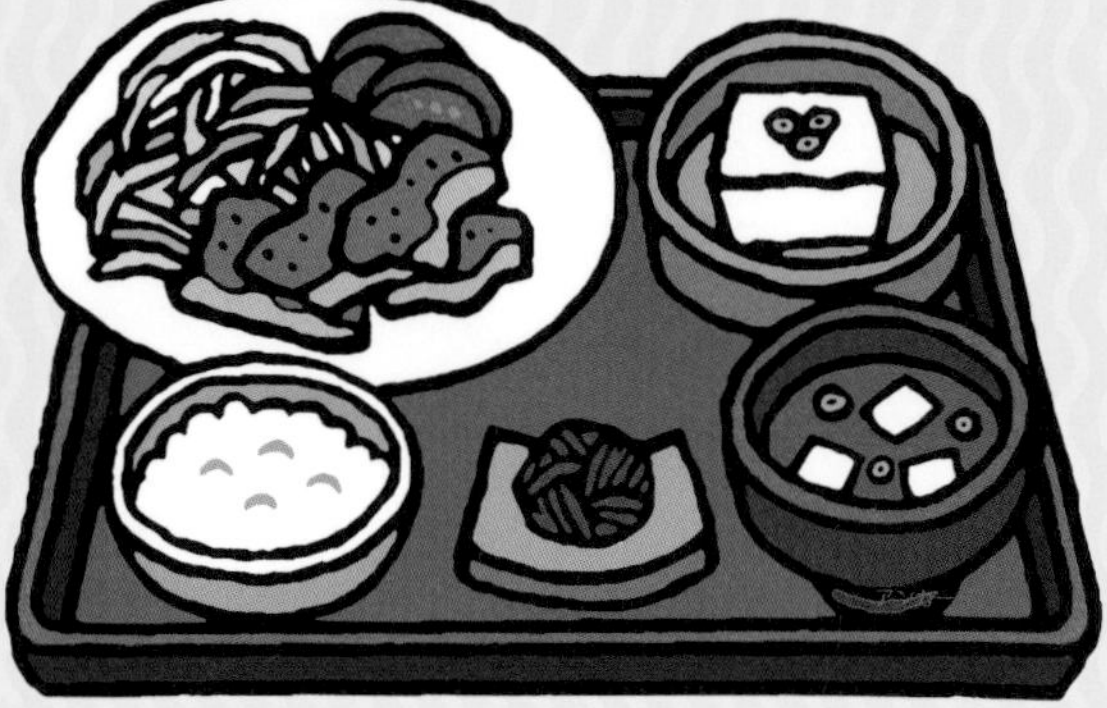

内臓脂肪を落としたいときは、おかずの肉や魚（タンパク質）から先に食べます。最後のご飯は無理して食べず、満腹だったら残しましょう。

平日のランチは外食ばかり、という人も多いかと思います。自宅での食事も外食も、食べる順番を意識すると内臓脂肪をより落としやすくなります。最も重要な点は、**糖質を多く含む主食は「あと回し」にして最後に食べること**です。空腹時にいきなりご飯やパン、麺類などの主食を食べると、糖質が一気に吸収され、血糖値が急上昇してしまいます。すると、インスリンの働きにより、余った糖質がすぐに脂肪に変えられてしまうからです。

たとえば、和食の定食なら①おかずの肉や魚（タンパク質）↓②小鉢の野菜や海藻類（食物繊維）↓③味噌汁（水分）↓④ご飯（糖質）の順に食べるのが理想的です。

食べる順番の正解は!

1 おかずの肉や魚（タンパク質）

↓

2 小鉢の野菜や海藻（食物繊維）

↓

3 味噌汁やスープ（水分）

↓

4 ご飯（糖質）

主食の炭水化物（糖質）は最後に食べる、そして最初に肉や魚のタンパク質を食べることがポイントです。食物繊維を糖質より先に食べると糖質の吸収を遅らせてくれます。水分を先にとって満腹感を得ると、最後の糖質を食べすぎずにすみます。

やせる食べ方の順番

たとえば居酒屋なら…

1 焼き鳥盛り合わせ
2 刺し身の盛り合わせ
3 野菜サラダ
4 きんぴらごぼう
5 ポテトサラダ
6 焼きそば

←

刺し身　焼きそば
ポテトサラダ　野菜サラダ
焼き鳥　きんぴらごぼう

HABIT

やせる食事は1日3食＋夕食は19時までに

食事を抜かずに1日3食のほうが太りにくい！

食事のバランス

朝 → 3　食物繊維とタンパク質をとる朝食を心がけましょう

昼 → 4　朝食と夕食よりもやや食事量を増やしてOKです

夕 → 3　朝と同じか、少なめにするくらいがおすすめです

内臓脂肪を落とすためには、1日3食、糖質も含めた栄養バランスのよい食事をきちんととることが大切です。なぜなら、**食事と食事の間隔があきすぎると、体内が一時的に飢餓状態になり、次の食事で摂取した糖質や脂質を一気に吸収**しようとしてしまうためです。

たとえば、朝食を抜くと糖の吸収が速くなり、昼食時に血糖値の急上昇を招き、脂肪になりやすいといえます。朝は食欲がない、時間がないなどの理由から朝食をとらない人は多いかもしれませんが、朝食をとることで体内時計のリズムが整います。

おにぎりやパンだけでは血糖値の急上昇につながるので、たまごや納豆、チーズ、ヨーグルトなど

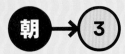

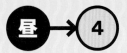

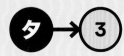

夕食は19時までに終える！

理想の食事の時間

朝 →	7時	軽い食事を7時までにとり終えましょう
昼 →	12時	朝食から5時間後、朝よりもやや多めの量でもかまいません
夕 →	19時	昼食から6〜7時間をあけて、食べすぎはNGです

のタンパク質を一緒にとるのがおすすめです。

気をつけたいのが朝・昼・夜の食事量のバランス。**3食の比率は3：4：3がベスト**です。また、夕食の時間が遅いのはよくありません。遅い時間に食べると、タンパク質をとっても脂肪の蓄積につながりやすくなってしまいます。

さらに、**脂肪の合成に関わる「BMAL1」というタンパク質は22時〜深夜2時ごろに増加する**ため、夜の間にたくさん食べると中性脂肪も増えやすくなるのです。

食べたものの消化にはおよそ2〜3時間かかるといわれているため、22時から逆算すると**理想的な夕食の時間は19時まで**となります。19時までの夕食が難しい場合には、消化に負担のかかる糖質や脂質の多いものは避け、遅くとも21時までには食べ終えるようにしましょう。

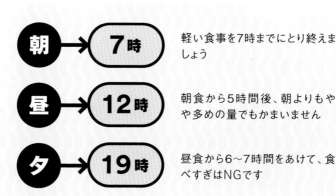

HABIT

「適量」ならお酒は毎日飲んでもいい

実はお酒を飲むとやせる!?

肝臓がアルコールを
分解するときに
肝臓内の糖を消費する!

血糖値や中性脂肪が低下し

肥満や脂肪肝を改善

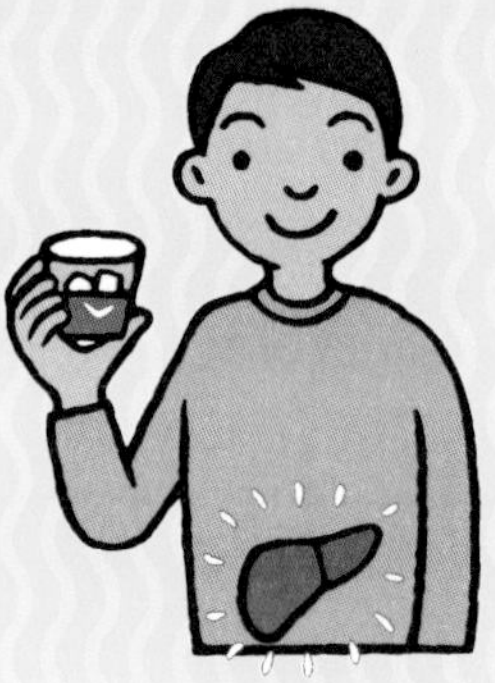

お酒を飲みすぎると肝臓に過度な負担がかかりますが、適量なら太ることもなく、よい効果をもたらすこともあります。

私が考える適量は、**純アルコール量で男性40g、女性20g程度まで**です。実際に毎日アルコールを20～40g摂取する人は、それ以上または以下の量を摂取する人よりも肝臓の状態を表すALT、空腹時血糖値、中性脂肪の数値がすべてよかったのです。その理由は、肝臓がアルコールを分解するときに肝臓内の糖を消費し、肝臓の糖が減ることで血糖値や中性脂肪も低下し、脂肪肝や肥満の改善に効果をもたらすためと考えられます。ただし、なるべく糖質量の少ないお酒を選びましょう。

1日のアルコールの適量（目安）は?

純アルコール40g程度まで
（男性の場合）

ウイスキー
ダブル2杯
（約120mℓ）

焼酎
（5%のチューハイ）
350mℓ缶を2本
（約700mℓ）

ビール
中びん2本
あるいは
中ジョッキ2杯
（約1,000mℓ）

日本酒
2合
（約360mℓ）

ワイン
グラス3杯
（約360mℓ）

POINT!

やせたいなら余分な糖質をとらないこと。焼酎やウイスキーなどの蒸留酒は糖質ゼロですからおすすめです。甘いシロップなどで割るのは要注意。

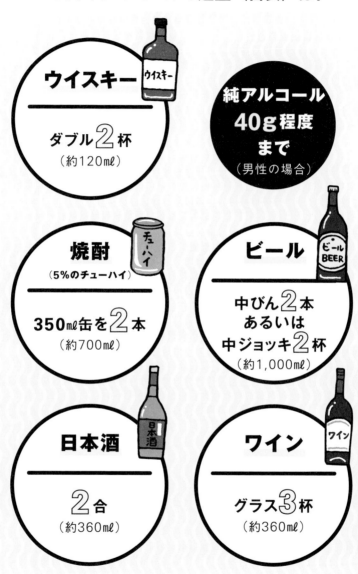

HABIT

「箸置き食事法」なら確実にやせられる！

時間に追われていると、早食いになりがちです。食事時間はなるべく余裕をもってとりましょう。

ゆっくり食べるコツは、一口食べたら箸を置く習慣を身につけること。**食べ物が口に入っている間はいったん箸を置き、しっかり味わいながら30回くらい噛んでから、また箸を持つ**ようにします。

一口ごとに箸を置く「箸置き食事法」は、日本の作法にもかなっています。箸置きを使うとよいでしょう。よく噛んで食べることは、早食いを防いで満腹感を得やすくし、肥満予防につながります。よく噛むことでホルモン分泌が高まって食欲が抑えられ、ゆっくり味わうことで薄味、適量で満足感が得られるメリットもあります。

まずはプラス10回よけいに噛む！

（p.34～35参照）

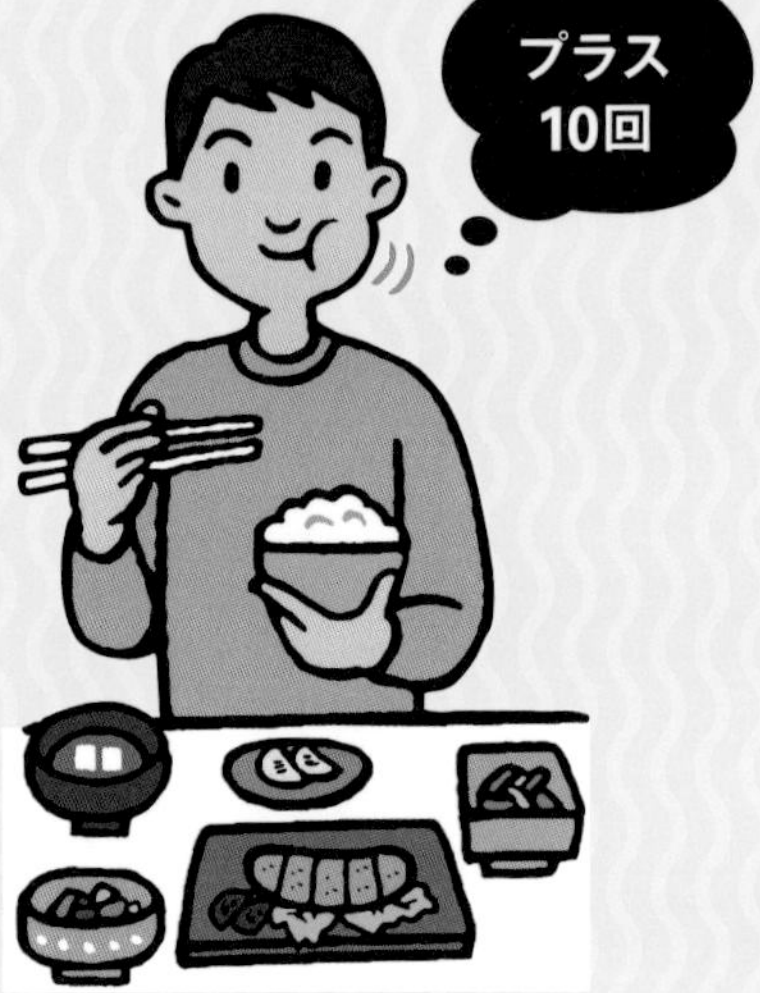

今日からできる!「箸置き食事法」

少し食べたらこまめに箸を置く「箸置き食事法」。食べるごとに一呼吸置くことで、時間をかけてしっかり嚙むことができます。

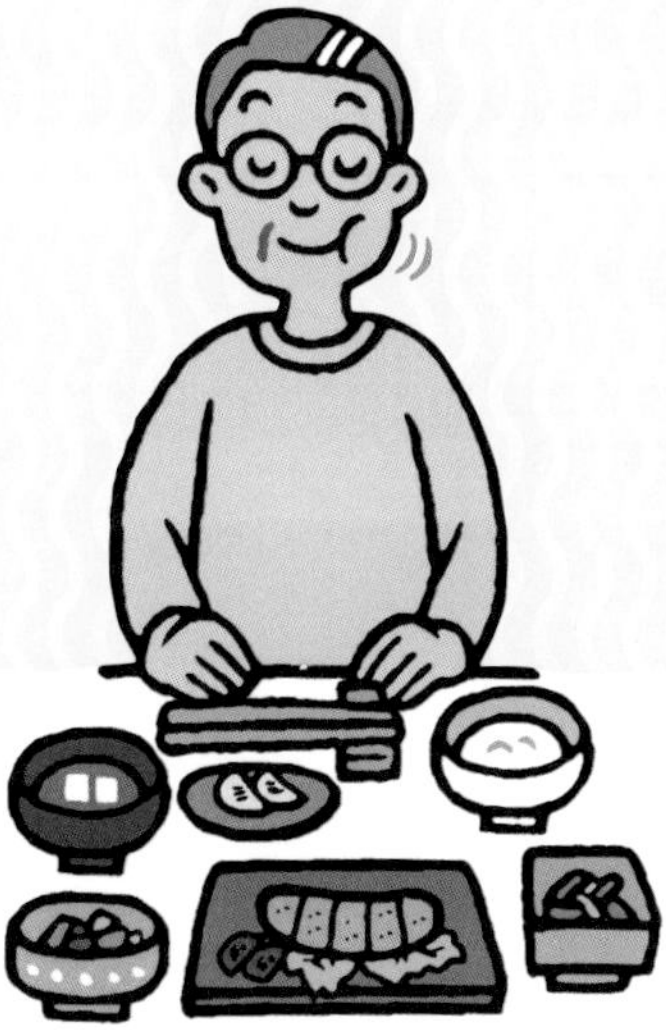

箸置きを用意して、口に食べ物を入れたら箸を置き、嚙んでいる間は箸をとらないように。よく嚙んで食べると唾液の分泌も高まり、消化・吸収力がアップ。代謝が上がってやせ体質に!

最初は二～三口ごとに箸を置きながら食べる方法を!

一口ごとに箸を置くのが最も効果的ですが、それはちょっと大変……というときは、最初は二～三口ごとに箸を置きながら、十分に咀嚼して食べる習慣を身につけましょう。

HABIT

寝起きと寝る直前の歯磨きでやせる

口の中をキレイにすれば あなたもやせられる!

起きてすぐ歯を磨く!	就寝中は唾液が出にくいので起床後は必須
+	
寝る直前に歯を磨く!	口の中のプラークを減らして就寝を
+	
「舌磨き」も忘れずに!	口の中は歯だけでなく、舌も清潔に!

歯周病が進むとインスリンの働きが妨げられ、肝臓に中性脂肪がたまって太りやすい体質になります。やせるためには、日ごろから起床直後と就寝直前の歯磨きを丁寧に行い、口内を清潔に保つことが重要となります。まずは**朝起きてすぐと、寝る直前にしっかり歯を磨く**ことを習慣づけましょう。歯と歯の間、歯と歯茎の境目にたまったプラークは、歯ブラシだけでは落としきれないため、**歯間ブラシやデンタルフロスなどを併用する**のがおすすめです。

口の中にはたくさんの細菌が生息していますが、いちばん繁殖しやすい場所は舌の上です。専用の**舌ブラシを使って1日1回の舌磨きを習慣**にすると、歯周病はもちろん、口臭も防ぐことができます。

「やせる歯磨き」を実践しよう!

口の中をキレイにするのは、やせる体づくりの条件のひとつ。
歯を正しく磨くことが「やせる歯磨き」の欠かせない要素です。

歯ブラシの持ち方

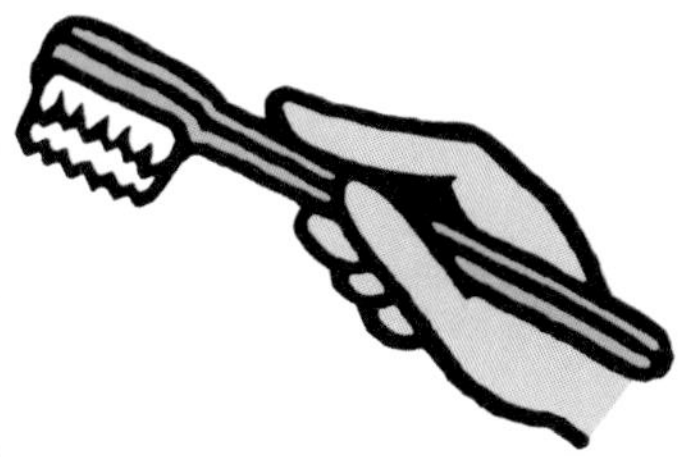

鉛筆の持ち方と同じように「ペングリップ」で軽く握ります。

歯ブラシの当て方

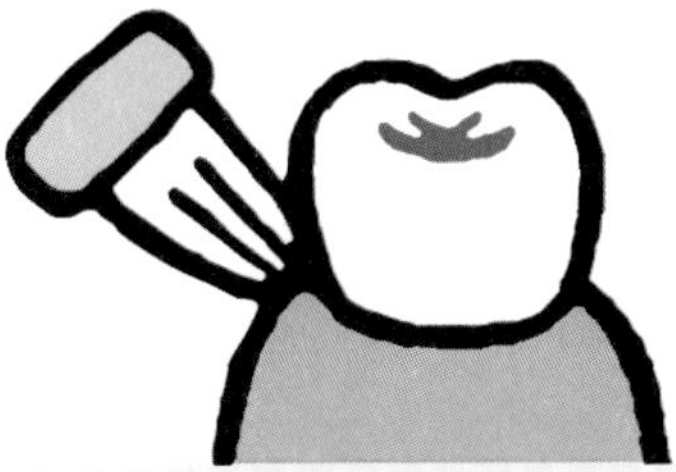

歯と歯茎の境目は毛先を斜め45度に傾けて当てます。

どこを磨けばいいの?

前歯と奥歯の外側

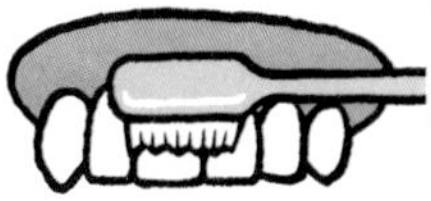

歯と歯茎の境目を磨き、側面は歯ブラシを縦に。

前歯の内側

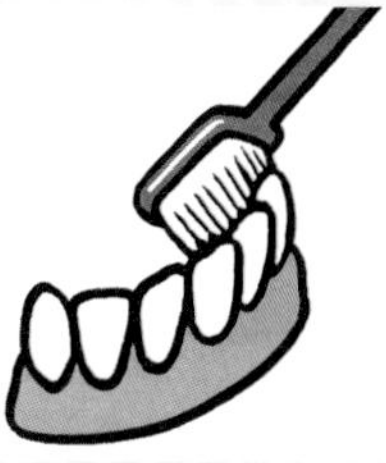

歯ブラシを縦にして歯の表面と境目を磨きます。

奥歯の内側

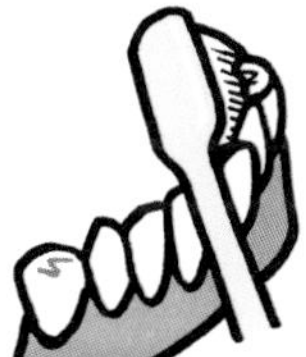

ブラシの先端部分を当てて細かく動かします。

噛み合わせ面

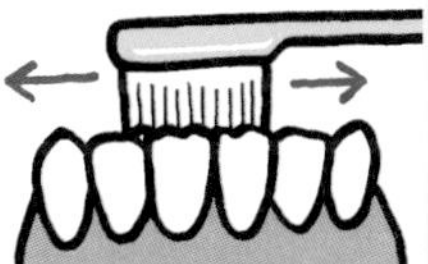

毛先を歯のくぼみに垂直に当てて磨きます。

やせる歯ブラシと歯磨き粉の選び方

おすすめの歯ブラシは?

☑隅々まで磨けるよう
ヘッド部分が小さい

☑毛先は平らでまっすぐ、
かたさは普通

☑ハンドルはまっすぐ
で操作しやすい

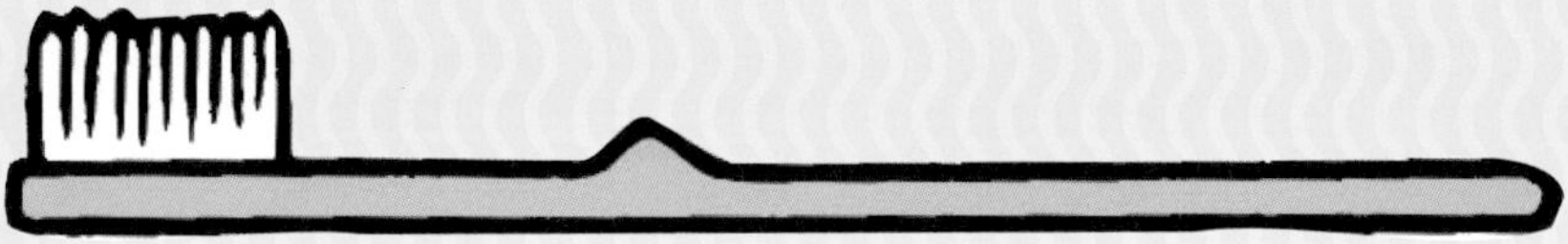

POINT!

歯ブラシの交換目安は約1カ月に1回です。ヘッドの裏側から見て、毛先がはみ出していたら交換時期です。

おすすめの歯磨き粉は?

基本成分

成分を確認して、目的に合うものを選びましょう。研磨剤や湿潤剤、発泡剤、香味剤などの成分があります。高発泡で香味が強いと、爽快感に惑わされて磨き方が不十分になることもあるので要注意。

薬用成分

歯周病予防ではプラークの除去が重要ですから、薬用成分はあまり必要ではありません。ただし、虫歯予防効果のあるフッ素は多いほうがよりよいでしょう。

舌磨きでさらにやせる!

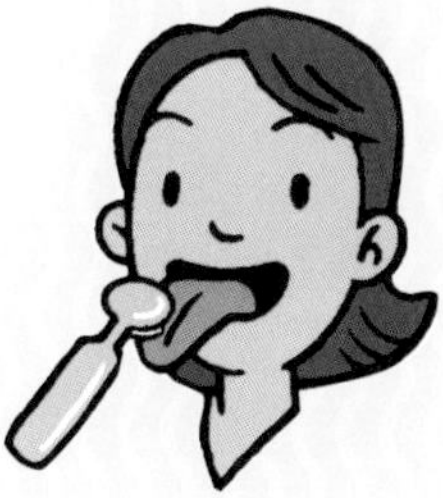

正しい舌磨きの方法

舌の根元から先へ、一方向に引くようにブラッシングします。中央を10回、左右それぞれに10回程度、やさしくこすります。1日1回でOK。舌磨き専用のブラシを使いましょう。

舌磨きブラシの選び方は?

舌磨きブラシは自分に合ったものを選びます。ブラシタイプやヘラタイプなど形状はさまざまで、自分が使いやすいものが、自分に合ったブラシのタイプです。しっくりこなければいくつか試してみるとよいでしょう。

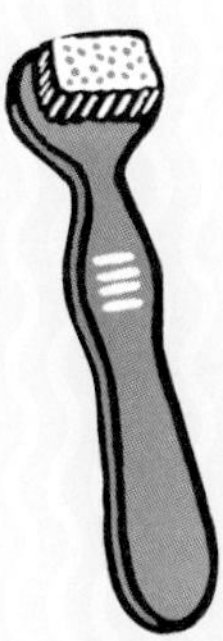

ブラシタイプ

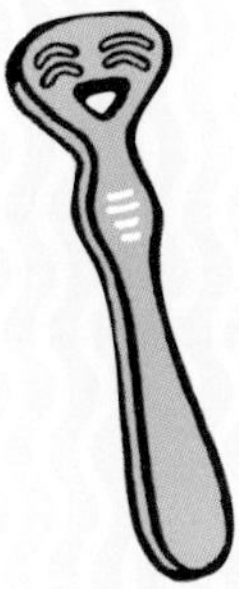

ヘラタイプ

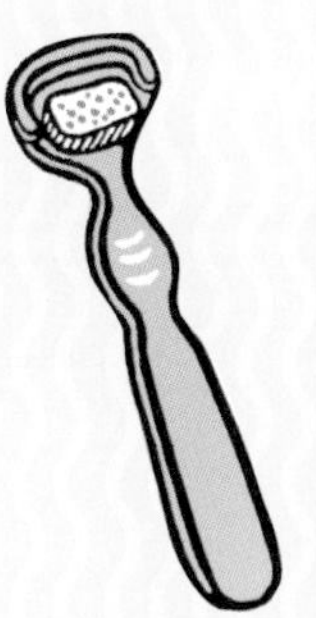

ブラシとヘラが一体のタイプ

歯間ブラシやデンタルフロスも有効

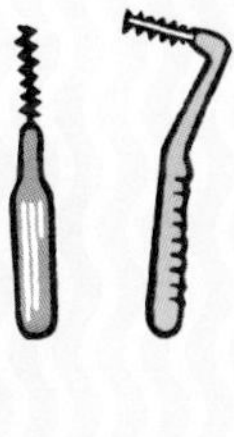

歯間ブラシ
I型は前歯、L型は奥歯を磨く

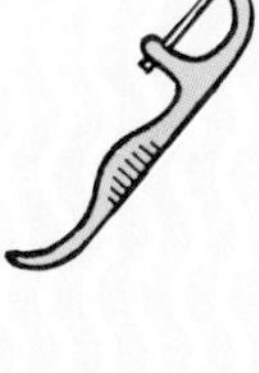

デンタルフロス
歯ブラシでは届かない歯と歯のすき間を

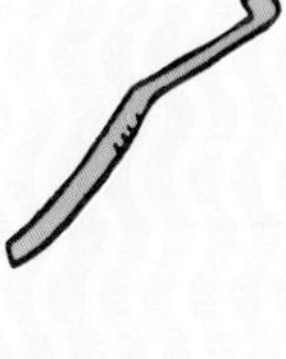

タフトブラシ
歯並びが悪いところや奥歯の後ろを磨く

椅子を使って座るスクワット

椅子と少しのスペースがあれば誰でも簡単にできます。
朝と夜に１セットずつ、毎日の習慣にしていきましょう。

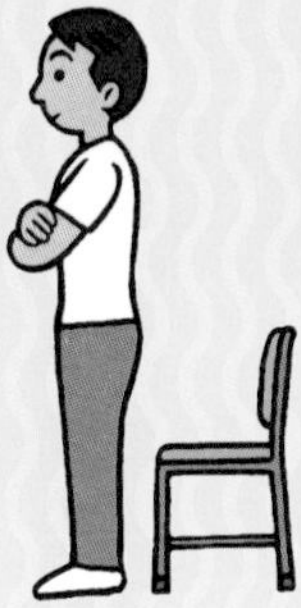

1 椅子の前に立って背筋を伸ばす

胸の前で腕を組み、脚は肩幅よりも広めに開いて立ちます。椅子は座面が膝より低く、キャスターがついていない安定したものを使いましょう。

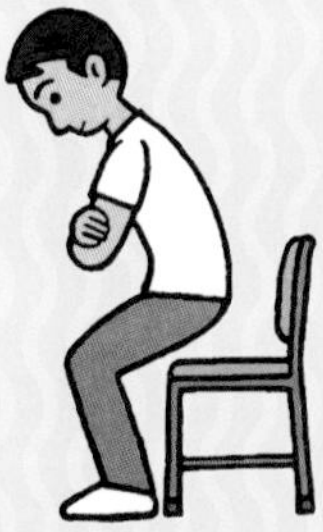

2 お尻を突き出しながらゆっくりと座る

ゆっくりと膝を曲げ、太ももが椅子につく前で止めて10秒間そのままの姿勢でキープします。膝がつま先よりも前に出ないよう注意しましょう。

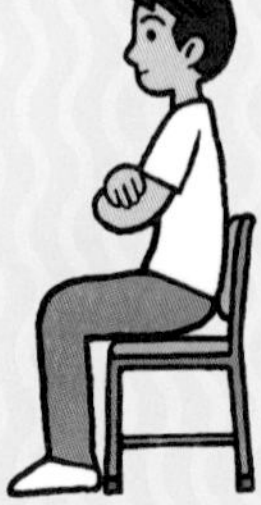

3 10秒後、椅子に座って脚の力を抜く

脚の力を抜いた状態で10秒間休んだらゆっくり立ち上がり、1～3を5回繰り返します（1セット）。朝と夜に1セットずつ行います。

おなかのぜい肉を落とす「ドローイン」

「ドローイン」とは、「吸い込む」という意味です。背中や脇腹といった、普段使わない筋肉を引き上げ、腹筋運動と同様の効果があります。

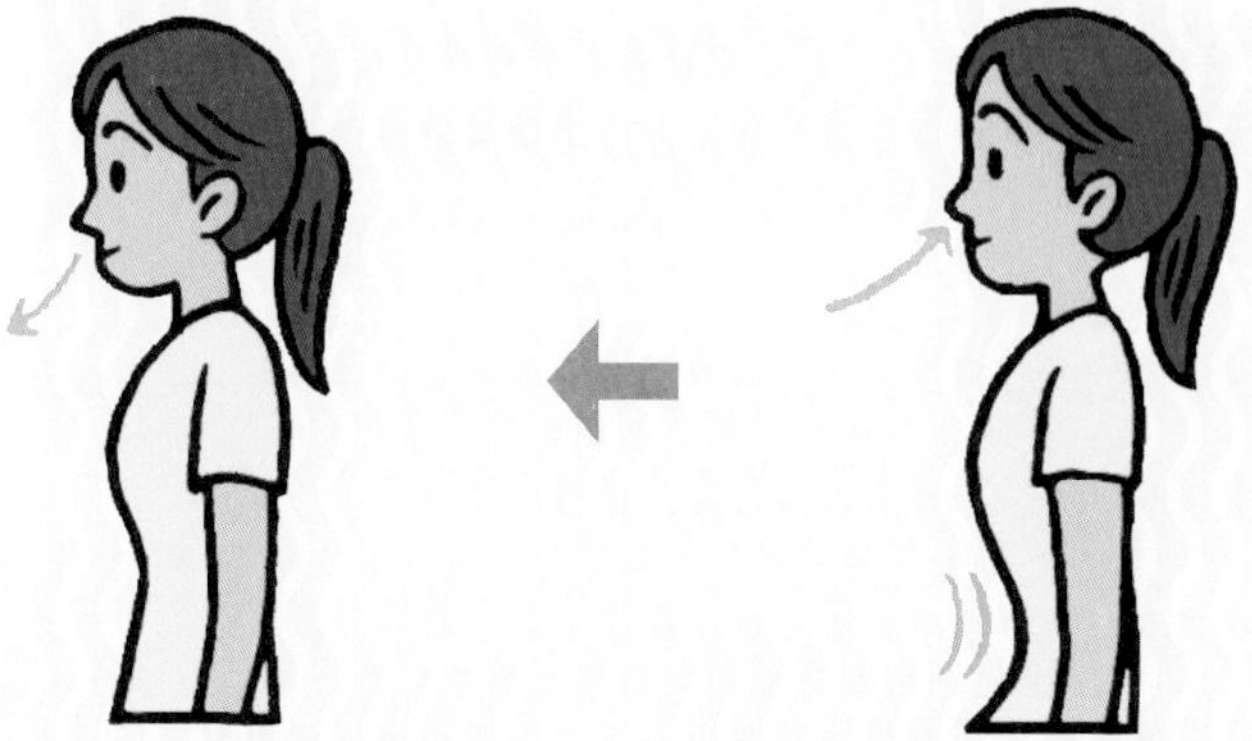

1 おなかをへこませながら息を吸います。おなかをへこませたまま15秒間キープします（息はしながらでOK）。

2 息を吐きながら元に戻します。

ドローインウォーキングもおすすめ!

ウォーキングとドローインを繰り返すことで体の代謝が上がります。

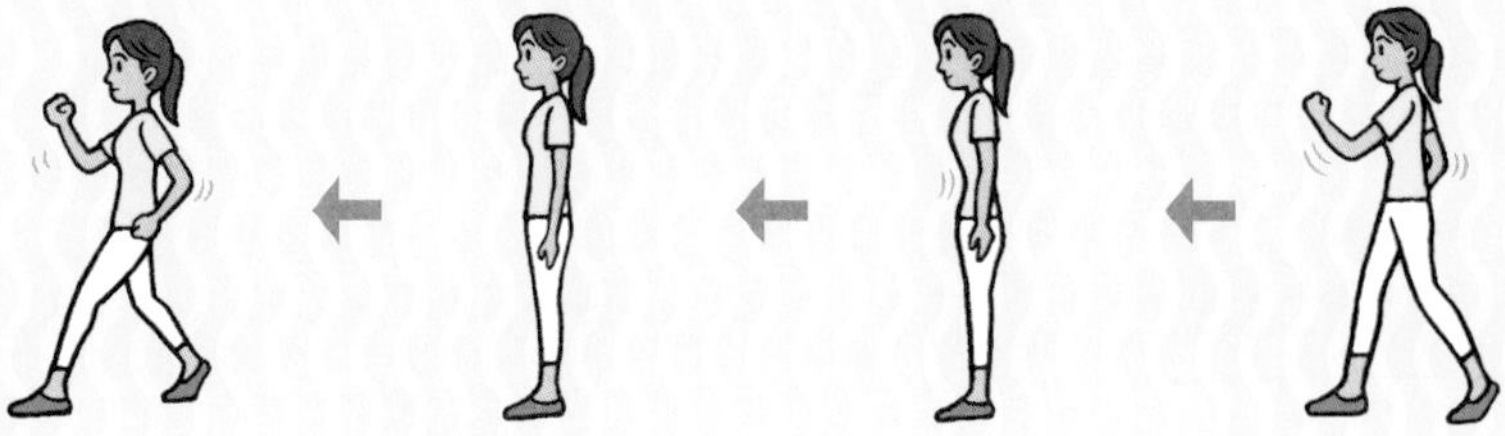

1 1分ほど歩きます。

2 立ち止まっておなかをへこませてドローインします。

3 また1分歩きます。

HABIT

「7時間睡眠」がいちばんやせやすい

睡眠時間が少ない人ほど太りやすい!

平均睡眠 7〜9時間の人

4時間以下睡眠	5時間睡眠の人
肥満になる確率	肥満になる確率
73%UP	50%UP

睡眠不足は肥満になりやすい

睡眠不足ですっきりしない状態で目が覚めると、血圧や血糖値に影響を与えてしまい、肥満の原因にもなりかねません。実際にアメリカで行われた調査では、平均7〜9時間の睡眠をとっている人に比べて、4〜5時間の睡眠の人は肥満になる確率がアップしたそうです。

睡眠は脳や体の疲れを回復させ、骨や筋肉の成長を促し、細胞のダメージを修復するのに欠かせないものです。**睡眠不足だと血液に老廃物がたまり代謝が低下**します。**ホルモンバランスの乱れから食事量が増えて**、太りやすくもなるのです。やせるためにはきちんと睡眠をとることが不可欠。**できれば7時間、睡眠をとる**よう心がけましょう。というのは、細胞の修復やリフレッシュを行う成長ホルモンは入眠後から3時間で分泌を終え、全身に届いて働きを終えるまでに4時間ほど必要といわれているためです。とはいえ、大切なのは睡眠時間よりもその質。寝具や照明など睡眠環境を整えて、良質な睡眠をとれるようにしたいですね。

質のよい7時間睡眠のコツ

睡眠で大切なのは、時間よりも質。
良質な睡眠をとる工夫を

寝室は暗くし、起きたら朝日を浴びる
就寝・起床時間を一定にする
深夜12時前に眠るようにする
就寝1～2時間前にはテレビやスマホはオフに
寝る直前の食事や飲酒はNG

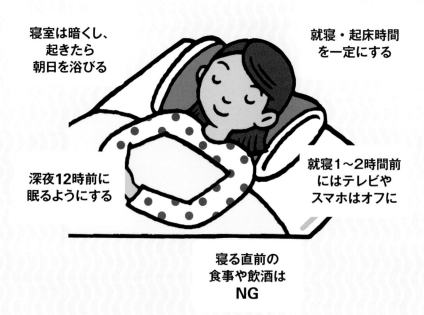

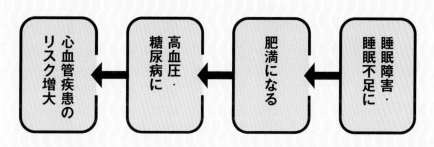

睡眠不足が怖いのは肥満だけじゃない！

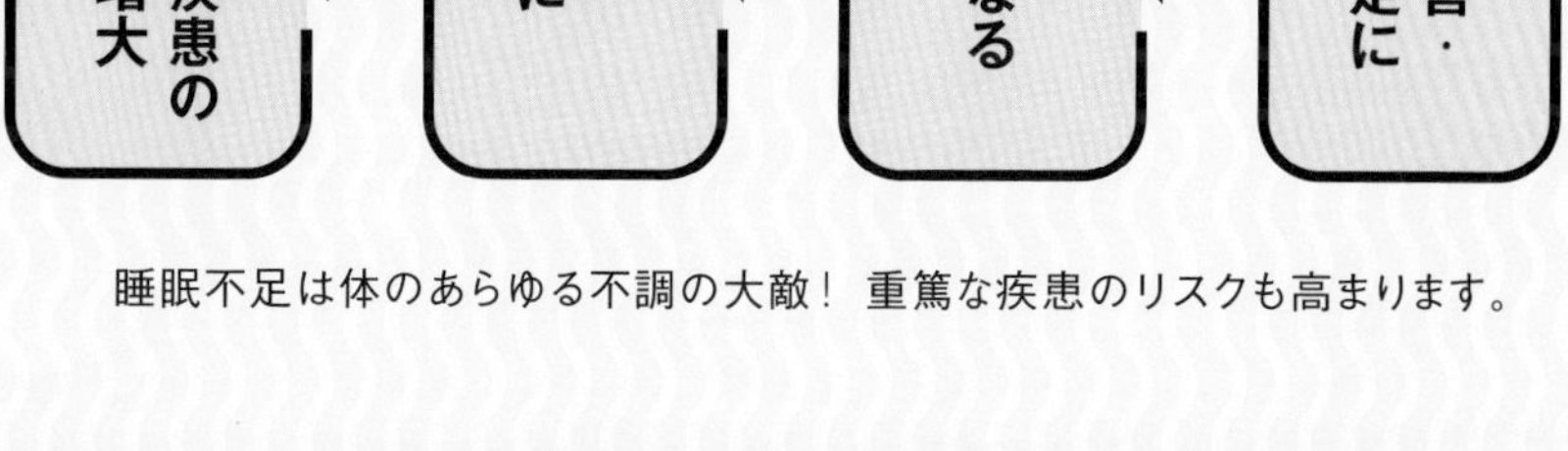
睡眠障害・睡眠不足に
肥満になる
高血圧・糖尿病に
心血管疾患のリスク増大

睡眠不足は体のあらゆる不調の大敵！ 重篤な疾患のリスクも高まります。

HABIT

ストレスを軽くして自律神経を整えればやせる体になる！

脂肪肝と診断される人は、さまざまなストレスを抱えている場合が多いです。ストレスの影響から自律神経が乱れると、胃腸の働きが弱まったり代謝が落ちたりすることで、体に脂肪をため込みやすくなるためと考えられます。

肥満の人は副交感神経が働きにくく、腸を動かす力が低下して腸内環境が悪化している傾向があります。交感神経が過剰に優位になる状態が続くと、血管が収縮して血流が悪くなり、消化不良や体の冷えを引き起こします。新陳代謝が低下して、やせにくい体になっていってしまうのです。**乱れた自律神経を整えるには、ストレスをため込まないことが一番**。上手な解消法を見つけましょう。

ストレスを軽くする生活のコツ

ストレスは私たちの生活からなかなか切り離せません。
ゼロにはできませんが、生活習慣に気をつけて、
軽くすることはできます。

- 笑顔でリラックスした生活を
- 趣味や運動で体を動かす
- 規則正しい生活を心がける
- 心が落ち着くリラックスタイムをつくる
- 1人で悩まず人に相談する
- たくさん笑う